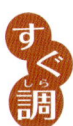

編集
内田敬子
慶應義塾大学保健管理センター 専任講師

シリーズ協力
秋根良英
きたなら駅上ほっとクリニック 院長

医学書院

> **謹告** 編集者並びに出版社として,本書に記載されている情報が最新かつ正確であるように最善の努力をしておりますが,薬剤の情報などは,時に変更されることがあります.したがって,実際に使用される際には,読者御自身で十分に注意を払われることを要望いたします.
>
> 医学書院

ISBN978-4-260-01461-8

《すぐ調》小児科

発　行　2012年 5月 1日　第1版第1刷©
　　　　2019年12月15日　第1版第2刷

編　者　内田敬子（うちだけいこ）

発行者　株式会社 医学書院
　　　　代表取締役　金原　俊
　　　　〒113-8719　東京都文京区本郷1-28-23
　　　　電話　03-3817-5600（社内案内）

印刷・製本　アイワード

本書の複製権・翻訳権・上映権・譲渡権・貸与権・公衆送信権（送信可能化権を含む）は株式会社医学書院が保有します.

ISBN978-4-260-01461-8

本書を無断で複製する行為（複写,スキャン,デジタルデータ化など）は,「私的使用のための複製」など著作権法上の限られた例外を除き禁じられています.大学,病院,診療所,企業などにおいて,業務上使用する目的（診療,研究活動を含む）で上記の行為を行うことは,その使用範囲が内部的であっても,私的使用には該当せず,違法です.また私的使用に該当する場合であっても,代行業者等の第三者に依頼して上記の行為を行うことは違法となります.

JCOPY 〈出版者著作権管理機構 委託出版物〉
本書の無断複製は著作権法上での例外を除き禁じられています.
複製される場合は,そのつど事前に,出版者著作権管理機構（電話 03-5244-5088, FAX 03-5244-5089, info@jcopy.or.jp）の許諾を得てください.

読者のみなさんへ

　ひとくちに「看護師」といえども、クリニックで働く方、一般病院の混合病棟で大人と一緒にこどももみなくてはならない方、地域の基幹病院の小児科病棟で働く方、こどもの専門病院で働く方など、働く環境は人それぞれだと思います。生まれたばかりの赤ちゃんから青年まで網羅しなくてはならない「小児科」の範囲は膨大です。
　この「すぐ調シリーズ小児科」では、大胆に、小児科の基本となる項目をチョイスしました。選択基準は、①どんな職場でもこどもに医療や看護を行うならぜひ知っておくべき基本であり折に触れポケットから出して読んでほしい事項、②緊急時などじっくり調べる余裕がないときにポケットから出してサクッと確認してほしい事項の2点としました。できる限り、ガイドラインなどに沿った内容を記載することにも留意しました。空欄にみなさんにとって必要な内容を追記して、「すぐ調シリーズ 小児科」完成版に仕上げていってほしいと思います。

2012年3月
編者　内田敬子

謝辞
　血液腫瘍領域をご担当下さいました国立成育医療研究センター研究所小児血液腫瘍研究部の三春晶嗣先生、拙い原稿に対して絶妙なアドバイスを下さった看護師の皆様、こちらの細かい要求に的確に情報収集して下さった医学書院の山内　梢氏に深謝いたします。

もくじ

成長・発達

小児の成長区分	2
乳幼児発育パーセンタイル曲線	4
小児の発達	8
生殖機能の発育	10
定期予防接種の対象と時期	11
学校感染症	14

検査・治療

主な臨床検査値の目安	16
小児で用いるカフの大きさ	20
気管内チューブの大きさ	20
小児期の脈拍数・呼吸数・血圧の基準	22
小児貧血診断基準	23
小児高血圧の判断基準	23
健常児の1日尿量	24
体重あたりの水分喪失量	24
健常児の基礎代謝量と推定エネルギー必要量	25
栄養評価	26
小児メタボリックシンドローム診断基準	27
授乳・離乳の目安	28
乳児の脱水の程度と臨床症状	30
急性症状で考えられる頻度の高い原因	31
気管支喘息における発作の症状と所見	32
アプガー（Apger）スコア	33
小児の意識レベル評価	34
新生児の蘇生法アルゴリズム	36
小児の一次救命処置（BLS）	37
小児心停止アルゴリズム	38

CONTENTS

小児の心肺蘇生法 ……………………………… 39
抗癌剤使用時の注意点 ………………………… 42

主な薬剤

解熱・鎮痛・抗炎症薬 ………………………… 46
催眠・鎮静薬 …………………………………… 48
抗不安薬 ………………………………………… 49
抗痙攣薬 ………………………………………… 50
自律神経系作用薬 ……………………………… 52
強心薬 …………………………………………… 53
β遮断薬 ………………………………………… 54
抗不整脈薬 ……………………………………… 55
利尿薬 …………………………………………… 56
昇圧薬 …………………………………………… 57
アレルギー治療薬 ……………………………… 58
気管支拡張薬・喘息治療薬 …………………… 62
鎮咳薬 …………………………………………… 65
去痰薬 …………………………………………… 66
その他の呼吸用薬 ……………………………… 67
胃腸機能調整薬 ………………………………… 68
下剤 ……………………………………………… 69
止痢・整腸薬 …………………………………… 70
その他の消化器用薬 …………………………… 72
副腎皮質ホルモン製剤 ………………………… 73
その他のホルモン製剤 ………………………… 75
ビタミン製剤 …………………………………… 76
造血と血液凝固関係製剤 ……………………… 77
輸液・栄養製剤 ………………………………… 79
電解質製剤 ……………………………………… 80

麻薬	80
抗菌薬	81
化学療法剤	90
抗真菌薬	92
抗ウイルス薬	93
抗癌剤	95
免疫抑制薬	99

略 語
...... 102

薬剤索引
...... 110

表紙デザイン●岡部タカノブ　本文デザイン●natsuko　イラスト●柳生奈緒
薬剤撮影協力●みよの台薬局，ニューロン薬局

成長・発達

小児の成長区分

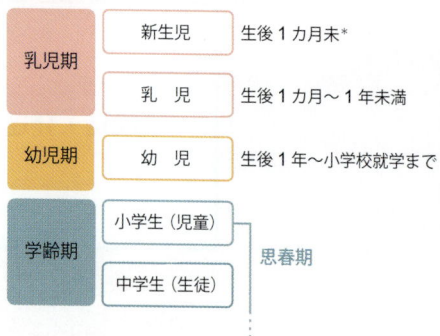

* WHO では、出生第 1 日目を日齢 0 として、日齢 28 歳未満を新生児としている。

Memo

成長・発達

乳幼児発育パーセンタイル曲線

(2010年度厚生労働省調査)

■ 男子(乳児)

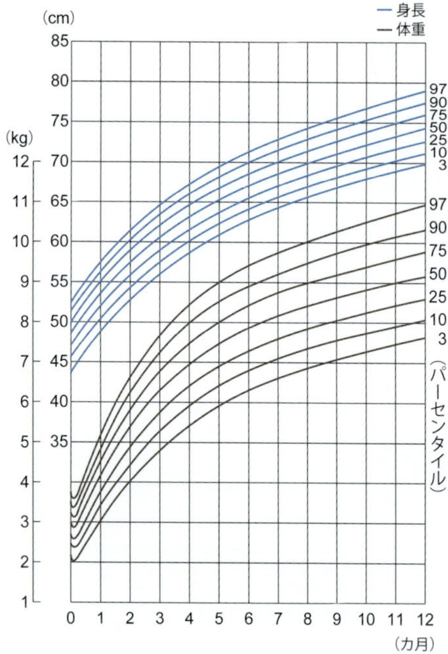

■ 男子（幼児）

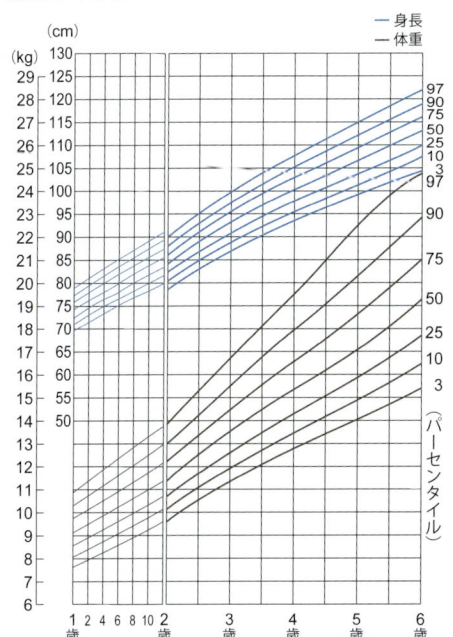

■ 女子（乳児）

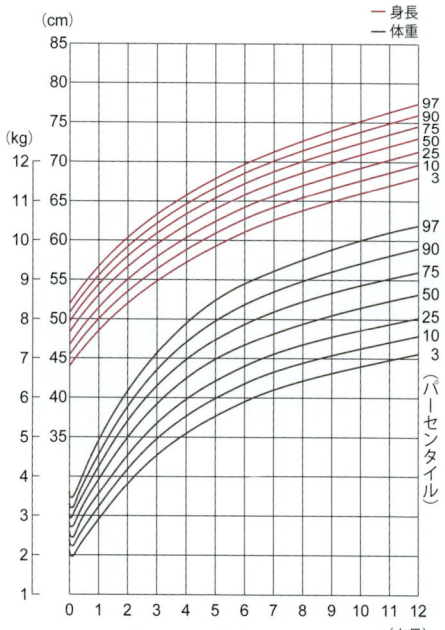

女子（幼児）

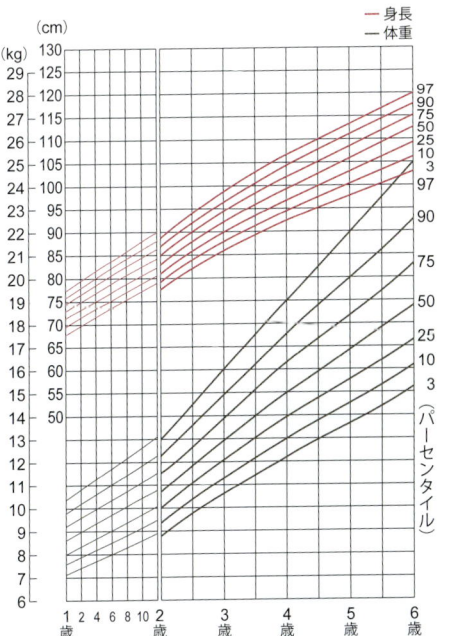

小児の発達

		健常児に認められる時期
新生児期	出生〜4週	●モロー反射（〜6か月） ●把握反射（〜4か月） ●非対称緊張性頸反射（〜4か月）
乳児期	2〜5か月	●おもちゃなどを口に入れる動作（5か月〜12か月）
	6〜8か月	
	9〜11か月	●パラシュート反応（9か月〜成人期）
幼児期	1歳	●渡されたおもちゃを投げ捨てる動作（12か月〜15か月）
	2歳	
	3〜6歳	

〈参考資料〉松尾宣武・監修：New Bedside Memo　小児科. 改訂第2版, 南山堂, 2006
今村榮一, ほか・編：新・小児保健　第13版. 診断と治療社, 2010

到達時期の目安		期待される体重増加
運動	表情と言語	
	●あやすと微笑む（2か月）	45〜35 g/日
●首がすわる（4か月） ●手を伸ばして物をつかむ（5か月）	●声を出して笑う（4か月）	●35〜25 g/日（2〜3か月） ●19〜14 g/日（4〜5か月）
●寝返りを打つ、支えなしに座る（7か月）		12〜8 g/日
●母指と示指で小さい物をつまむ（10か月） ●つたい歩き（11か月）		8〜7 g/日
●ひとり歩き（1歳2か月） ●なぐり書きをする（1歳3か月）	●意味のある単語をしゃべる（1歳3か月）	―
●1段ごとに両足をそろえて昇降、スプーンをあまりこぼさずに使う（2歳） ●両足でジャンプ（2歳6か月）	●二語文を話す（2歳）	―
●丸をまねて書く（3歳）		―

成長・発達

生殖機能の発育

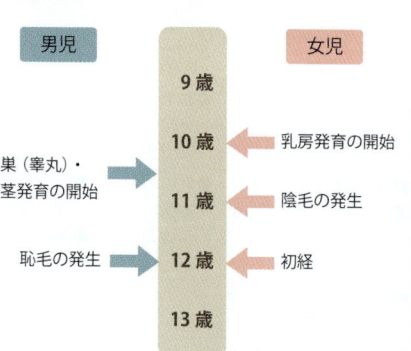

定期予防接種の対象と時期

■ 定期接種（A類疾患）

[国立感染症研究所：日本の予防接種スケジュール 定期/任意予防接種スケジュール（2019年7月26日更新）を元に作成]

	種類	対象年齢 （標準的な接種期間）[※1]	接種方法・回数
B型肝炎	不活化 （ビームゲン®、ヘプタバックス®）	出生時～1歳未満 （2、3、7～8か月）	皮下（10歳未満）または筋肉内接種 計3回
肺炎球菌 （13価）	不活化 （プレベナー13®）	2か月～5歳未満 （1～3回目、初回免疫：2～7か月未満／追加：1～1歳3か月未満（初回免疫終了後60日以上おく）	皮下接種 計1～4回（接種開始年齢により異なる）
インフルエンザ菌b型（Hib）	不活化	2か月～5歳未満 （1～3回目、初回免疫：2～7か月未満／追加：初回免疫終了後7か月～13か月未満）	皮下接種 計1～4回（接種開始年齢により異なる）
結核 （BCG）	生	出生時～1歳未満 （5～8か月未満）	経皮接種 計1回

[※1] 定期接種実施要項（厚生労働省健康局長通知）により、市区町村に対する技術的助言として定められている。

成長・発達

	種類	対象年齢 (標準的な接種期間)[*1]	接種方法・回数
ジフテリア 百日せき 破傷風 ポリオ	不活化 DPT-IPV(四種混合):スクエアキッズ®	1期:3か月～7歳半(1～3回目:3か月～1歳／追加:3回目終了後1～1年半後)	皮下接種 計4回
	不活化 DT(二種混合)	2期:11～13歳未満(11～12歳)	皮下接種 計1回
麻疹・風疹混合 (MR)	生	1期:1～2歳 2期:5～7歳未満で小学校就学前1年間	皮下接種 計2回
水痘	生	1～3歳未満 (1回目:生後12か月～15か月、2回目は6～12か月未満あける)	皮下接種 計2回
日本脳炎	不活化	1期:6か月～7歳半(3～5歳未満) 2期:9～13歳(9～10歳未満)	皮下接種 計4回
ヒトパピローマウイルス(HPV)[*2]	不活化 2価:サーバリックス® または 4価:ガーダシル®	小学6年生～高校1年生相当の女子	筋肉内接種 計3回

[*1] 定期接種実施要項(厚生労働省健康局長通知)により、市区町村に対する技術的助言として定められている。

[*2] 2013年6月より積極的な接種勧奨が控えられている。

■ **任意接種**（厚生労働省：予防接種ガイドライン2018、国立感染症研究所：日本の予防接種スケジュール 定期/任意予防接種スケジュール（2019年7月26日更新）を元に作成）

	種類	対象年齢または対象者	接種方法〔推奨年齢〕・回数
インフルエンザ	不活化	6か月以上	皮下接種 13歳未満：計2回 13歳以上：1回または2回
おたふくかぜ	生	1歳以上	皮下接種 計2回（推奨） （1歳と小学校就学前1年間）
肺炎球菌	23価：不活化（ニューモバックス®NP）	2歳以上の脾摘患者[*3]	筋肉内または皮下接種 計1回
ロタウイルス	生（1価）	生後6〜24週まで	経口接種 計2回
	生（5価）	生後6〜32週まで	経口接種 計3回
髄膜炎菌	不活化（4価）	2歳以上	筋肉内接種 計1回

[*3] 健康保険適用

予防接種の間隔

・生ワクチン：27日以上おく
・不活性化ワクチン：6日以上おく

成長・発達

学校感染症

疾患名	出席停止期間
●第一種	
エボラ出血熱、クリミア・コンゴ出血熱、痘そう、南米出血熱、ペスト、マールブルグ熱、ラッサ熱、急性灰白髄炎、ジフテリア、重症急性呼吸器症候群、中東呼吸器症候群、特定鳥インフルエンザ	治癒するまで（新型インフルエンザ等感染症は第一種の感染症とみなす）
●第二種	
インフルエンザ	発症後5日を経過し、かつ解熱した後2日（幼児は3日）を経過するまで
百日咳	特有の咳が消失するまで、または5日間の適正な抗菌薬による治療が終了するまで
麻疹	解熱後3日を経過するまで
流行性耳下腺炎	耳下腺、顎下腺または舌下腺の腫脹発現後5日が経過し、かつ全身状態が良好になるまで
風疹	発疹が消失するまで
水痘	すべての発疹が痂皮化するまで
咽頭結膜熱	主要症状消退後2日が経過するまで
髄膜炎菌性髄膜炎結核	病状により学校医その他の医師が感染のおそれがないと認めるまで
●第三種	
コレラ、細菌性赤痢、腸管出血性大腸菌感染症、腸チフス、パラチフス、流行性角結膜炎、急性出血性結膜炎、その他の感染症	病状により学校医その他の医師が感染のおそれがないと認めるまで

（学校保健安全法．2012年4月施行）

検査・治療

主な臨床検査値の目安

■ 血液学検査

	1か月〜 1歳未満	1〜5歳	6〜12歳
WBC（/μL） 白血球数	7000〜 15000	7000〜 11000	6000〜 10000
RBC（/μL） 赤血球数	310〜450万	390〜530万	400〜520万
Hb（g/dL） ヘモグロビン	9.5〜13.5	11.5〜13.5	11.5〜15.5
Ht（%） ヘマトクリット	29.0〜41.0	34.0〜40.0	35.0〜45.0
Plt（/μL） 血小板数	15万〜40万	15万〜40万	15万〜40万

（小児基準値研究班・編：日本人小児の臨床検査基準値. 日本公衆衛生協会，1997より）

Memo

■ 生化学検査

	男性			
	生後 1か月	生後 6か月	3歳	12歳
TP (g/dL) 総蛋白	5.0～ 6.5	5.7～ 7.2	6.1～ 7.7	6.5～ 8.3
Alb (g/dL) アルブミン	3.3～ 4.2	3.9～ 4.8	3.9～ 4.8	4.0～ 4.9
IgG (mg/dL) 免疫グロブリン	400～ 1030	290～ 950	460～ 1220	750～ 1660
T-Bil (mg/dL) 総ビリルビン	0.3～ 5.3	0.2～ 1.4	0.1～ 0.7	0.1～ 0.9
UN (mg/dL) 尿素窒素	4.0～ 15.4	3.7～ 14.7	8.2～ 19.6	8.1～ 19.4
Cr (mg/dL) クレアチニン	—	—	0.3～ 0.7	0.5～ 0.8
Ca (mEq/L) カルシウム	9.3～ 11.3	9.5～ 11.5	9.1～ 11.0	8.9～ 10.7
IP (mEq/L) 無機リン	5.5～ 7.4	4.8～ 6.7	3.9～ 5.9	3.6～ 5.5
TC (mg/dL) 総コレステロール	92～ 197	105～ 221	113～ 218	114～ 219
AST (**GOT**) (IU/L)	19～61	25～85	20～45	14～33
ALT (**GPT**) (IU/L)	10～50	12～62	4～24	3～20
ALP (IU/L) アルカリホス ファターゼ	430～ 1140	334～ 982	307～ 942	388～ 1190

（基準値：小児基準値研究班・編：日本人小児の臨床検査基準値.
日本公衆衛生協会, 1997より）

女性				検査で
生後 1か月	生後 6か月	3歳	12歳	わかること
5.0〜 6.5	5.7〜 7.4	6.2〜 7.7	6.5〜 8.4	栄養状態、 肝・腎機能の評価
3.5〜 4.2	3.9〜 5.0	4.0〜 5.0	4.0〜 5.1	蛋白質摂取・喪 失の指標
400〜 1030	290〜 950	540〜 1340	790〜 1740	液性免疫の指標
0.4〜 7.8	0.2〜 1.3	0.1〜 0.6	0.1〜 0.8	黄疸の有無の確 認
3.6〜 16.2	3.2〜 15.5	7.5〜 19.3	7.1〜 18.7	腎機能、脱水の 評価。蛋白質摂 取の評価、消化 管出血の有無の 確認
—	—	0.4〜 0.7	0.4〜 0.9	
9.5〜 11.3	9.8〜 11.6	9.2〜 10.8	8.8〜 10.5	Ca吸収や調節 ホルモンの評価
5.7〜 7.5	4.6〜 6.7	4.0〜 6.2	3.4〜 5.3	腎・副甲状腺機 能の評価
90〜 210	103〜 225	111〜 223	115〜 229	脂質状態の指標
20〜71	22〜76	20〜44	12〜30	肝・胆道系の機 能評価
11〜68	10〜63	5〜27	3〜18	
413〜 1080	357〜 960	334〜 897	285〜 790	

検査・治療

小児で用いるカフの大きさ

	水銀血圧用
3歳以上6歳未満	7 cm幅
6歳以上9歳未満	9 cm幅
9歳以上	13 cm（成人用）

（日本高血圧学会・編：高血圧治療ガイドライン2014より）

気管内チューブの大きさ

■ 挿管チューブ内径

$$\text{挿管チューブ内径(mm)} = 4 + (\text{年齢} \div 4)$$

* 上記で算出したサイズと、その前後のサイズの3種類を用意する。
* カフなしチューブの場合、胸郭が十分に上がる程度で加圧し、適度なリークがあるものを選ぶ。

チューブの口角固定位置

● 2歳未満

チューブの固定位置 (cm) = 挿管チューブ内径 (mm) × 3

● 2歳以上

チューブの固定位置 (cm) = 12 + (年齢 ÷ 2)

＊加圧時に、左右の吸気音・胸郭の上がり方に差がないか確認する。

	内径の目安 (mm)	チューブ固定位置の目安 (cm)
成熟児	3.0〜3.5	11
1歳	4	12
3〜4歳	4.5〜5.0	13〜15
9〜10歳	6.0〜6.5	17〜19

(Nelson: Textbook of Pediatrics, 10th ed, p274 より)

検査・治療

小児期の脈拍数・呼吸数・血圧の基準

	脈拍数（分）	呼吸数（分）	血圧（mmHg）収縮期	血圧（mmHg）拡張期
出生時	140	40	60〜80	—
6か月	110	30	90	—
1歳	100	20	90	—
3〜4歳	95	25	100	50〜70
5〜9歳	90	24	100〜110	55〜70
10〜14歳	85	20	110	55〜70
15歳以上	75〜80	16〜18	110〜120	55〜70

（森川昭廣・監修：標準小児科学　第7版，2009，p51より）

Memo

小児貧血診断基準

年齢	Hb (g/dL)	Ht (%)
6か月〜3歳	11 ≧	33 ≧
5〜11歳	11.5 ≧	34 ≧
12〜14歳	12 ≧	36 ≧
15歳以上　男子	13 ≧	39 ≧
女子[*1]	12 ≧	36 ≧

[*1] 妊婦を除く

(WHO, 1991より)

小児高血圧の判断基準

	収縮期血圧 (mmHg)	拡張期血圧 (mmHg)
幼児	≧ 120	≧ 70
小学校低学年	≧ 130	≧ 80
小学校高学年	≧ 135	≧ 80
中学校男子	≧ 140	≧ 85
中学校女子	≧ 135	≧ 80
高等学校	≧ 140	≧ 85

(日本高血圧学会・編:高血圧治療ガイドライン2014より)

検査・治療

健常児の1日尿量

	尿量目安(mL)
2か月〜1歳	400〜500
3〜5歳	600〜700
8〜14歳	800〜1400

体重あたりの水分喪失量

(mL/kg/日)

	不感蒸泄量(mL)	尿	便	合計
新生児〜6か月	40	60	20	120
6か月〜5歳	30	60	10	100
5〜10歳	20	50	—	70
思春期	10	40	—	50

健常児の基礎代謝量と推定エネルギー必要量

(日本人の食事摂取基準 2015年版より)

■ 基礎代謝量(kcal/日)

	男性	女性
1～2歳	700	660
3～5歳	900	840
8～9歳	1140	1050
12～14歳	1520	1410

■ 推定エネルギー必要量(kcal/日)

	男性 身体活動レベル I 低い	男性 身体活動レベル II 普通	男性 身体活動レベル III 高い	女性 身体活動レベル I 低い	女性 身体活動レベル II 普通	女性 身体活動レベル III 高い
0～5か月	ー	550	ー	ー	500	ー
6～8か月	ー	650	ー	ー	600	ー
9～11か月	ー	700	ー	ー	650	ー
1～2歳	ー	950	ー	ー	900	ー
3～5歳	ー	1300	ー	ー	1250	ー
6～7歳	1350	1550	1750	1250	1450	1650
8～9歳	1600	1850	2100	1500	1700	1900
10～11歳	1950	2250	2500	1850	2100	2350
12～14歳	2300	2600	2900	2150	2400	2700

推定エネルギー必要量(kcal/日)＝基礎代謝基準値(kcal/kg体重/日)×現体重(kg)×身体活動レベル＋エネルギー蓄積量(kcal/日)

検査・治療

栄養評価

■ 身体計測による栄養評価

● 乳児期

カウプ指数 (BMI) =体重 (kg) ÷ [身長 (cm) ×身長 (cm)] ×10

肥満要注意	乳児	1歳6か月	3歳
	>20	>19	>18

● 幼児期、学童時期

肥満度 (%) = [実質体重 (kg) −身長相当標準体重 (kg) ×100]
÷身長相当標準体重 (kg)

肥満	やせ
≧+15% (幼児期) ≧+20% (学童以降)	<−20%

● 成人期

BMI =体重 (kg) ÷ [身長 (m) ×身長 (m)]
　　　(成人の標準は22)

■ 血液・生化学検査による栄養評価

	検査項目
静的栄養指標[※1]	TP、Alb、TC、末梢血中総リンパ球数
動的栄養指標[※2]	トランスフェリン、プレアルブミン、レチノール結合蛋白

[※1] 種々の因子のわずかな変動に影響されにくく、栄養状態の定量的評価に有用。
[※2] 短期間での代謝変動、リアルタイムでの栄養状態を評価するのに有用。種々の要因によって、影響を受けやすい。

▶ 小児メタボリックシンドローム 診断基準 (6〜15歳)

| 腹囲 | ●中学生 80 cm 以上、小学生 75 cm 以上 ないし
●腹囲 ÷ 身長が 0.5 以上 |

以下のうち2つ以上を満たす

TG (中性脂肪) HDL-C	●TG 120 mg/dL かつ/または ●HDL-C 40 mg/dL 未満
血 圧	●収縮期血圧 125 mmHg 以上 かつ/または ●拡張期血圧 70 mmHg 以上
空腹時 血糖	●100 mg/dL 以上*

小児メタボリックシンドローム

＊採血が食後2時間以降である場合は TG 150 mg/dL 以上、血糖 100 mg/dL 以上を基準としてスクリーニングを行う(この食後基準値を超えている場合には空腹時採血により確定する)。

(厚生労働省研究班 2011 年報告より)

検査・治療

授乳・離乳の目安

■ 授乳の目安

● 授乳回数	
～生後1か月	7～8回/日
1～3か月	5～6回/日
4か月以降	5回/日
● 哺乳量	
日齢15～生後5か月	780 mL/日
6～8か月	600 mL/日
9～11か月	450 mL/日

Memo

■ 離乳食の進め方

離乳の開始 → 離乳の完了

	5〜6か月頃	7〜8か月頃	9〜11か月頃	12〜18か月頃
食べ方の目安	●子どもの様子をみながら、1日1回1さじずつ始める ●母乳やミルクは飲みたいだけ与える	●1日2回食で、食事のリズムをつけていく ●いろいろな味や舌ざわりを楽しめるように食品の種類を増やしていく	●食事のリズムを大切に、1日3回食に進めていく ●家族一緒に楽しい食卓体験を	●1日3回の食事のリズムを大切に、生活リズムを整える。 ●自分で食べる楽しみを手づかみ食べから始める
食事の目安 調理形態*	なめらかにすりつぶした状態	舌でつぶせる固さ	歯ぐきでつぶせる固さ	歯ぐきで噛める固さ
成長の目安	成長曲線のグラフに、体重や身長を記入して、成長曲線のカーブに沿っているかどうか確認する			

*子供の食欲や成長・発達の状況に応じて、食事の量を調節する。

(厚生労働省：授乳・離乳の支援ガイド．2007より)

検査・治療

乳児の脱水の程度と臨床症状

	重症度		
	軽度	中等度	重度
全身状態	不穏、興奮	不穏、易刺激性	周囲への関心低下、傾眠、昏睡
脈拍	正常	速く、弱く触れる	速く、明らかに触れる
大泉門	平坦	陥凹	著明な陥凹
眼球	正常	陥凹	著明な陥凹
啼泣時の涙	あり	少ない	なし
粘膜	やや乾燥	乾燥	かなり乾燥
口渇感	軽度	中等度	強度
皮膚弾力	正常	低下	かなり低下
皮膚の色調	青白い	浅黒い	斑点状
四肢体温	少しひんやり	ひんやり	冷たい
尿	軽度減少	減少、濃縮	数時間にわたり尿を認めない
体重減少	4〜5%	6〜9%	10%以上

急性症状で考えられる頻度の高い原因

新生児期

痙攣	嘔吐	血便
熱性痙攣 てんかん発作 低Ca血症	いわゆる初期嘔吐 敗血症・髄膜炎 先天性消化管閉鎖 ミルクアレルギー	新生児メレナ ミルクアレルギー

乳幼児期

呼吸困難	腹痛	嘔吐	血便
異物誤嚥	腸重積 便秘 かぜ症候群 急性胃腸炎	感染性胃腸炎 中耳炎 腸重積 髄膜炎・脳炎・脳症 肝炎	感染性胃腸炎 腸重積 メッケル憩室

学童期

腹痛	嘔吐	血便
便秘 かぜ症候群 急性胃腸炎 急性胃粘膜病変 胃十二指腸潰瘍 急性虫垂炎 血管性紫斑病	感染性胃腸炎 急性虫垂炎 肝炎 血管性紫斑病 急性胃炎	感染性胃腸炎 急性胃炎 血管性紫斑病 胃十二指腸潰瘍

検査・治療

気管支喘息における発作の症状と所見

		小発作	中発作	大発作	呼吸困難
呼吸の状態	喘鳴	軽度	明らか	著明	減少または消失
	陥没呼吸	なし～軽度	明らか	著明	
	呼気延長	なし	あり	明らか *1	
	起座呼吸	横になれる	座位を好む	前かがみになる	
	チアノーゼ	なし	なし	可能性あり	あり
	呼吸数	軽度増加	増加	増加	不定
呼吸困難感	安静時	なし	あり	著明	著明
	歩行時	急ぐと苦しい	歩行時著明	歩行困難	歩行困難
生活の状態	会話	文で話す	句で区切る	一語区切	不能
	食事の仕方	ほぼ普通	やや困難	困難	不能
	睡眠	眠れる	時々目を覚ます	障害される	
意識障害	興奮状況	平静	平静～やや興奮	興奮	錯乱
	意識	清明	清明	やや低下	低下
SpO_2（室内気）		$\geq 96\%$	$92～95\%$	$\leq 91\%$	$< 91\%$

*1 大発作時には呼気相は吸気相の2倍以上延長している。
注）発作が強くなると乳児では肩呼吸ではなくシーソー呼吸を呈するようになる。

（日本小児アレルギー学会：小児気管支喘息治療・管理ガイドライン2017，協和企画より引用一部改変）

アプガー（Apger）スコア

	点数		
	0	1	2
心拍数	ない	100/分以下	100/分以上
呼吸	ない	弱い泣き声／不規則な浅い呼吸	強く泣く／規則的な呼吸
筋緊張	だらんとしている	いくらか四肢を曲げる	四肢を活発に動かす
反射	刺激に対して反応しない	顔をしかめる	泣く／咳嗽・嘔吐反射
皮膚の色	全身蒼白または暗紫色	体幹ピンク、四肢チアノーゼ	全身ピンク

＊出生1分後、5分後に採点

5分値が3点以下 ➡ 重症仮死

5分値が4～7点（6点）➡ 軽度～中等度仮死

検査・治療

小児の意識レベル評価

■ 小児用 Japan Coma Scale（JCS）

I．覚醒している（1桁の点数で表現）	
1	あやすと笑う。ただし、不十分で声を出して笑わない
2	あやしても笑わないが、視線が合う
3	母親と視線が合わない

II．刺激に応じて、一時的に覚醒する（2桁の点数で表現）	
10	飲み物を見せると、飲もうとする。あるいは、乳首を見せると欲しがって吸う。
20	呼びかけをすると、開眼して目を閉じる
30	呼びかけを繰り返すと、かろうじて開眼する

III．刺激しても覚醒しない（3桁の点数で表現）	
100	痛みに対して払いのけるなどの動作をする
200	痛み刺激で手足を動かしたり、顔をしかめたりする
300	痛み刺激に対し、まったく反応しない

＊意識レベルの評価をする際には、母親との反応を重視する。

Glasgow Coma Scale (GCS) 乳児用改訂版

E	eyes open 開眼	自発的開眼	4
		呼びかけで開眼	3
		痛み刺激で開眼	2
		開眼せず	1
V	verbal response 発語	機嫌よく喃語をしゃべる	5
		不機嫌	4
		痛み刺激で泣く	3
		痛み刺激でうめき声	2
		声を出さない	1
M	motor response 運動反応	正常な自発運動	6
		触れると逃避反応	5
		痛み刺激で逃避反応	4
		異常な四肢の屈曲反応	3
		異常な四肢の伸展反応	2
		動かさない	1

E＋V＋M＝3〜15。E、V、Mの各項の評価点の総和をもって意識障害の重症度とする。最重症：3点、最軽症：15点、V、M項では繰り返し検査の最良反応とする。

表記方法：E●、V●、M●　合計●点（●部分に数値を入れる）

検査・治療

新生児の蘇生法アルゴリズム

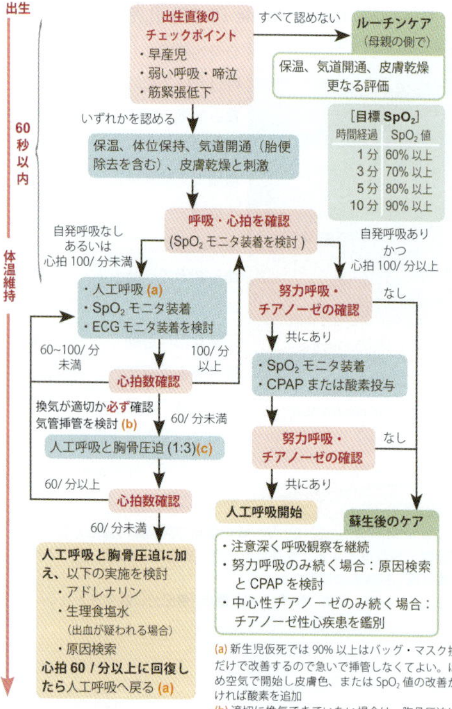

出生

出生直後のチェックポイント
- 早産児
- 弱い呼吸・啼泣
- 筋緊張低下

すべて認めない → **ルーチンケア（母親の側で）**
保温、気道開通、皮膚乾燥 更なる評価

60秒以内

いずれかを認める

保温、体位保持、気道開通（胎便除去を含む）、皮膚乾燥と刺激

[目標 SpO_2]

時間経過	SpO_2値
1分	60％以上
3分	70％以上
5分	80％以上
10分	90％以上

呼吸・心拍を確認
（SpO_2モニタ装着を検討）

体温維持

自発呼吸なし あるいは 心拍100/分未満
- 人工呼吸 (a)
- SpO_2モニタ装着
- ECGモニタ装着を検討

自発呼吸あり かつ 心拍100/分以上

努力呼吸・チアノーゼの確認

共にあり
- SpO_2モニタ装着
- CPAPまたは酸素投与

心拍数確認

60～100/分未満 / 100/分以上

換気が適切か**必ず**確認 気管挿管を検討 (b)　60/分未満

人工呼吸と胸骨圧迫 (1:3) (c)

60/分以上

心拍数確認

60/分未満

努力呼吸・チアノーゼの確認

なし

共にあり

人工呼吸開始

蘇生後のケア
- 注意深く呼吸観察を継続
- 努力呼吸のみ続く場合：原因検索とCPAPを検討
- 中心性チアノーゼのみ続く場合：チアノーゼ性心疾患を鑑別

人工呼吸と胸骨圧迫に加え、以下の実施を検討
- アドレナリン
- 生理食塩水（出血が疑われる場合）
- 原因検索

心拍60/分以上に回復したら人工呼吸へ戻る (a)

(a) 新生児仮死では90％以上はバッグ・マスク換気だけで改善するので急いで挿管しなくてよい。はじめ空気で開始し皮膚色、またはSpO_2値の改善がなければ酸素を追加
(b) 適切に換気できていない場合は、胸骨圧迫にステップを進めず、換気の確保・実施に専念
(c)1分間では人工呼吸30回と胸骨圧迫90回となる

[日本蘇生協議会・監修：JRC 蘇生ガイドライン2015. 医学書院, 2016, p247]

小児の一次救命処置（BLS）

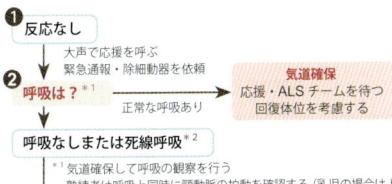

❶ 反応なし
↓ 大声で応援を呼ぶ
　緊急通報・除細動器を依頼

❷ 呼吸は？[*1] → 正常な呼吸あり → **気道確保**
　　　　　　　　　　　　　　　　　　応援・ALS チームを待つ
　　　　　　　　　　　　　　　　　　回復体位を考慮する
↓
呼吸なしまたは死線呼吸[*2]

[*1] 気道確保して呼吸の観察を行う
　　熟練者は呼吸と同時に頸動脈の拍動を確認する（乳児の場合は上腕動脈）
[*2] わからないときは胸骨圧迫を開始する

「呼吸なし」でも脈拍がある場合は気道確保および人工呼吸を行い、ALS チームを待つ

CPR

❸ 胸骨圧迫はただちに開始する　　[*3] 小児は胸の厚さの約 1/3
　強く（約 5cm で、6cm を超えない）　[*4] 小児で救助者が 2 名以上
　速く（100〜120 回 / 分）　　　　　　 の場合は 15：2
　絶え間なく（中断を最小にする）

❹ 人工呼吸の準備ができ次第、30：2 で胸骨圧迫に人工呼吸を加える
　人工呼吸ができない状況では、胸骨圧迫のみを行う

❺ AED・除細動器装着
↓
心電図解析・評価
電気ショックは必要か？

↓必要あり　　　　　　　　↓必要なし
電気ショック　　　　　 ただちに胸骨圧迫から
ショック後ただちに胸骨圧迫か　CPR を再開（2 分間）[*5]
ら CPR を再開（2 分間）[*5]

[*5] 強く、速く、絶え間なく胸骨圧迫を！

ALS チームに引き継ぐまで、または患者に正常な呼吸や目的のある仕草が認められるまで CPR を続ける

（日本蘇生協議会・監修：JRC 蘇生ガイドライン 2015. 医学書院 ,2016，p49）

検査・治療

小児心停止アルゴリズム

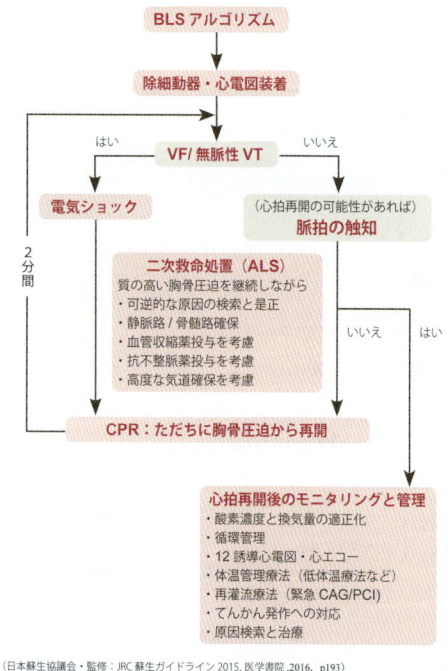

```
BLSアルゴリズム
      ↓
除細動器・心電図装着
      ↓
   VF/無脈性VT
  はい ↙   ↘ いいえ
電気ショック    (心拍再開の可能性があれば)
              脈拍の触知
```

二次救命処置（ALS）
質の高い胸骨圧迫を継続しながら
- 可逆的な原因の検索と是正
- 静脈路/骨髄路確保
- 血管収縮薬投与を考慮
- 抗不整脈薬投与を考慮
- 高度な気道確保を考慮

2分間

CPR：ただちに胸骨圧迫から再開

いいえ / はい

心拍再開後のモニタリングと管理
- 酸素濃度と換気量の適正化
- 循環管理
- 12誘導心電図・心エコー
- 体温管理療法（低体温療法など）
- 再灌流療法（緊急CAG/PCI）
- てんかん発作への対応
- 原因検索と治療

(日本蘇生協議会・監修：JRC蘇生ガイドライン2015. 医学書院, 2016, p193)

小児の心肺蘇生法

■ 気道確保

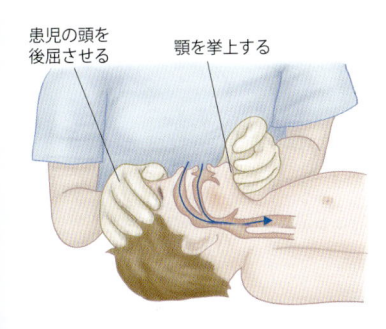

患児の頭を後屈させる
顎を挙上する

[頭頸部損傷が疑われる場合]

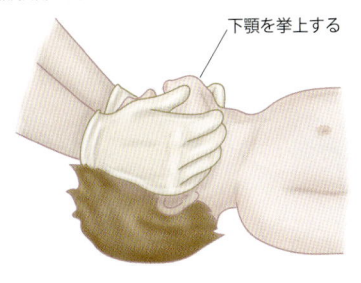

下顎を挙上する

検査・治療

背部叩打法（乳児）

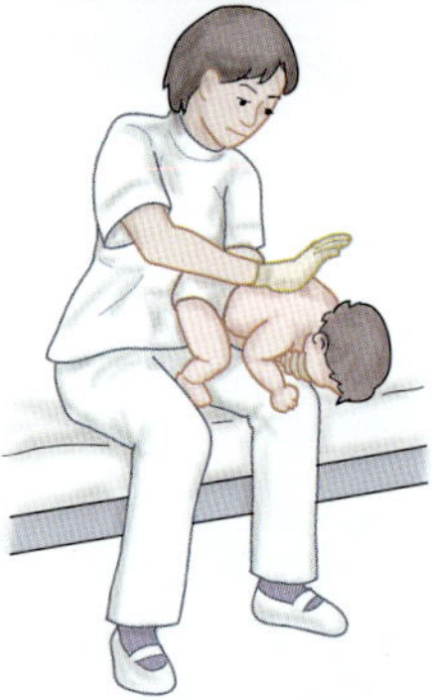

胸部突き上げ法（乳児）

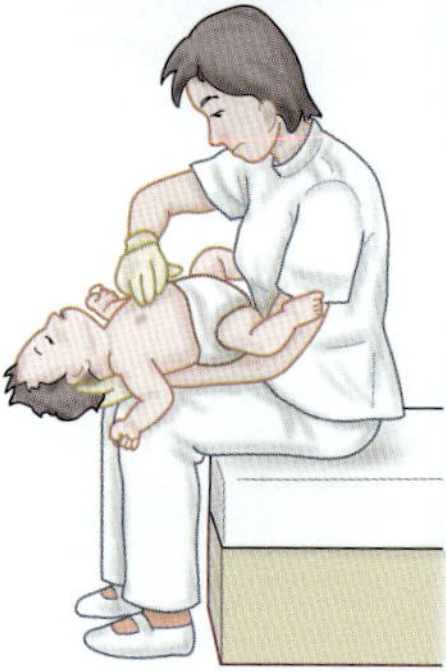

腹部突き上げ法（小児）

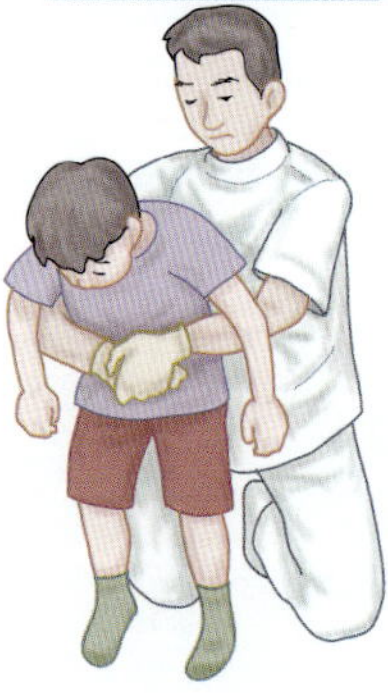

胸部圧迫

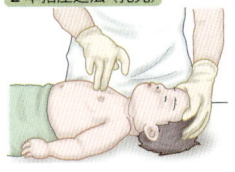

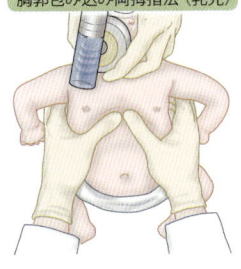

2本指圧迫法（乳児）

胸郭包み込み両拇指法（乳児）

片腕による圧迫（乳児以降）

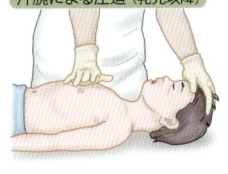

体格が大きければ、成人同様に両腕で圧迫

検査・治療

抗癌剤使用時の注意点

■ 抗癌剤の吐き気の強さ

	一般名
強い (> **90%**)	シスプラチン シクロホスファミド (>1500 mg/m^2) ダカルバジン
中等度 (**30 ~ 90%**)	シタラビン (>1 g/m^2) カルボプラチン イホスファミド シクロホスファミド (<1500 mg/m^2) ドキソルビシン ダウノルビシン イダルビシン イリノテカン
低い (**10 ~ 30%**)	パクリタキセル ドセタキセル ミトキントロン エトポシド メトトレキサート ゲムシタビン シタラビン (<1 g/m^2)
ほとんどない (< **10%**)	ブレオマイシン ブスルファン フルダラビン リツキシマブ ビンブラスチン ビンクリスチン

(J Clin Oncol 24:2932-2947, 2006 より)

■ 抗癌剤投与中の過敏症とアナフィラキシー

	主な過敏症の症状	
	軽症	重症
消化器症状	腹痛	下痢、嘔吐
呼吸器症状	呼吸困難、胸痛	喘鳴、気管支痙攣
循環器症状		低血圧、不整脈
皮膚症状	局所の蕁麻疹	全身の蕁麻疹、チアノーゼ
精神・神経症状	めまい	意識レベル低下
前駆症状	掻痒感、熱感、紅潮、蕁麻疹、くしゃみ、咳、呼吸困難感、口腔内・咽頭不快感、動悸、口唇のしびれ、手足末端のしびれ、めまい、脱力感、悪心、冷汗、便意、尿意、腹痛	

＊多くは投与直後。24時間〜数日後の場合もある。

■ 抗癌剤投与中のインフュージョンリアクション

	主な症状
消化器症状	悪心・嘔吐
呼吸器症状	咳嗽、胸水、低酸素症
循環器症状	血圧低下、頻脈
皮膚症状	発疹、顔面浮腫、非心原性肺浮腫
精神・神経症状	頭痛、めまい、耳鳴、無気力症
その他	発熱・悪寒

■ 抗癌剤使用時に大量輸液が必要なもの

● 大量輸液＋メナス（ウロミテキサン）予防投与

シクロフォスファミド（エンドキサン）
イホスファミド（イホマイド）

● 大量輸液＋尿アルカリ化（メイロン負荷）

大量メトトレキサート療法

検査・治療

■ 注意したい抗癌剤

分類	薬剤名（商品名）	リスクファクター
● 過敏症とアナフィラキシー		
代謝拮抗薬	メトトレキサート（メソトレキセート）	高用量
	シタラビン（キロサイド）	高用量、長期使用
アルカロイド系	ドセタキセル水和物（タキソテール）*	初回投与、急速静注、高用量
	パクリタキセル（タキソール）*	
抗生物質	ブレオマイシン（ブレオ）*	悪性リンパ腫
トポイソメラーゼ阻害薬	エトポシド（ペプシド、ラステット）	高用量
白金製剤	シスプラチン（ランダ、ブリプラチンなど）	複数回投与、膀胱内注入、白金化合物過敏反応の既往
	カルボプラチン（ハラプラチンなど）	複数回投与、白金化合物過敏反応の既往
その他	L-アスパラキナーゼ（ロイナーゼ）	静注、複数回投与、高用量、単剤投与
● インフュージョンリアクション		
分子標的治療薬	トラスツズマブ（ハーセプチン）	初回投与
	リツキシマブ（リツキサン）	初回投与、急速静注、脾腫、心機能障害、肺機能障害

*過敏症と発熱などに対する前投与が必要な薬剤

主な薬剤

薬剤一覧のみかた

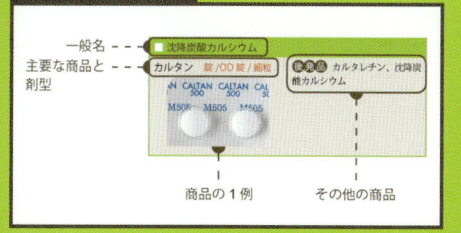

一般名 - - - ■沈降炭酸カルシウム

主要な商品と剤型 - - - カルタン 錠/OD錠/細粒

商品の1例　　その他の商品：カルタレチン、沈降炭酸カルシウム

※ 2019年10月現在の薬剤情報を元に作成しています。

解熱・鎮痛・抗炎症薬

■ **非ピリン系解熱鎮痛薬**

□ アセトアミノフェン（パラセタモール）

カロナール
細粒 / 錠 / シロップ / 原末

(後)(発)(品) アセトアミノフェン、コカール、ピレチノール

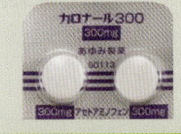

□ 合剤

ピーエイ錠　錠

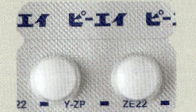

PL 顆粒
顆粒 / 幼児用 PL 顆粒

(後)(発)(品) サラザック、セラピナ、トーワチーム、マリキナ

| バファリン配合錠 A330　錠 | (後)(発)(品) イスキア配合錠 A330 |

■ 非ステロイド性抗炎症薬（NSAIDs）

■ アスピリン（アセチルサリチル酸）

アスピリン　末

■ メフェナム酸

ポンタール　錠 / カプセル / 散 / 細粒 / シロップ

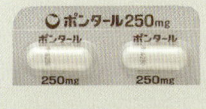

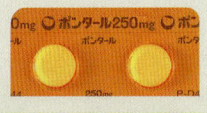

■ ジクロフェナクナトリウム

ナボール
SR カプセル（徐放性）

ボルタレン
錠 / SR カプセル（徐放性）

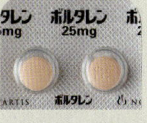

後発品 アデフロニック、サビスミンSR、ジクロフェナクNa、ジクロフェナクナトリウムSR

■ 消炎・鎮痛坐薬

■ ジクロフェナクナトリウム

ボルタレン　坐薬
レクトス　注腸軟膏

後発品 アデフロニック、ジクロフェナクNa、ジクロフェナクナトリウム、ベギータ、ボンフェナック、ボルタレンサポ

主な薬剤

解熱・鎮痛・抗炎症薬

■ 小児用解熱坐薬
□ アセトアミノフェン
アンヒバ 坐薬	後発品 アセトアミノフェン、カロナール、パラセタ
アルピニー 坐薬	

▶ 催眠・鎮静薬

■ ベンゾジアゼピン系（中期作用型）
□ ミダゾラム
ドルミカム 注　　　　後発品 ミダゾラム

■ その他（超短期作用型）
□ 抱水クロラール
エスクレ 坐薬 / 注腸キット

■ その他（短期作用型）
□ トリクロホスナトリウム
トリクロリール シロップ

抗不安薬

■ ベンゾジアゼピン系（長期作用型：24時間以上）

■ ジアゼパム（中力価型）

セルシン　錠/散/シロップ/注　後発品 ジアゼパム、ホリゾン

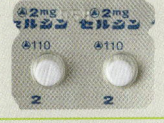

ダイアップ　坐薬

■ 非ベンゾジアゼピン系

■ ヒドロキシジン

アタラックスP　　　　　アタラックス〈塩酸塩〉錠
〈パモ酸〉カプセル/散/ド
ライシロップ/シロップ

主な薬剤

解熱・鎮痛・抗炎症薬／催眠・鎮静薬／抗不安薬

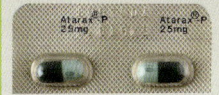

抗痙攣薬

■ フェニトイン系

■ フェニトイン

アレビアチン　錠/散/注　　ヒダントール　錠/散

■ バルビツール酸系

■ フェノバルビタール

フェノバール
錠/散/末/エリキシル/注

フェノバルビタール
散/末

■ バルプロ酸ナトリウム

■ バルプロ酸ナトリウム

セレニカ　　　　　　　　デパケン　錠 / R 錠（徐放）/
R 錠（徐放）/R 顆粒（徐放）　細粒 / シロップ

後発品 バルプロ酸 Na、バルプロ酸ナトリウム、バレリン

■ その他

■ チオペンタールナトリウム

ラボナール　注

主な薬剤

抗痙攣薬

Memo

自律神経系作用薬

■ 副交感神経抑制・遮断薬

■ アトロピン硫酸塩水和物

硫酸アトロピン 末/注

アトロピン硫酸塩 注

■ ブチルスコポラミン臭化物

ブスコパン 錠/注　　後発品 ブチルスコポラミン臭化物

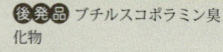

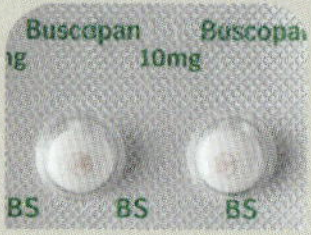

■ ロートエキス

ロートエキス 散

強心薬

■ ジギタリス製剤

■ ジゴキシン

ジゴキシン　錠

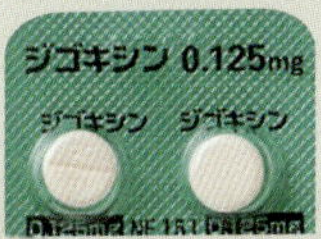

ジゴシン　錠/散/エリキシル/注

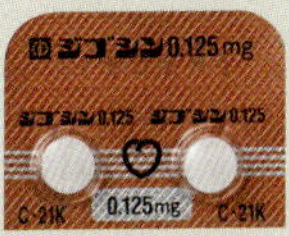

(後発品) ハーフジゴキシン

■ カテコールアミン系薬剤

■ ドパミン塩酸塩

イノバン　注/シリンジ

カコージン　注/D注

ドミニン　点滴静注

(後発品) 塩酸ドパミン、ドパミン塩酸塩、イブタント、ツルドパミ、ドパミン

■ ドブタミン塩酸塩

ドブトレックス　注/キット点滴静注用

ドブポン　シリンジ

(後発品) ドブタミン、ドブタミン塩酸塩

■ アドレナリン

ボスミン　外用液/注

アドレナリン注　シリンジ

主な薬剤

自律神経系作用薬／強心薬

- ■ イソプレナリン塩酸塩

プロタノールS	錠（dl体：徐放）
プロタノールL	注（l体）

フォスフォジエステラーゼⅢ阻害薬（PDE Ⅲ阻害薬）

- ■ オルプリノン塩酸塩水和物

コアテック	注/SB注

- ■ ミルリノン

ミルリーラ	注/K注

▶ β遮断薬

- ■ プロプラノロール塩酸塩

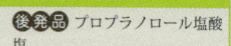

インデラル　　　　　　　　　　㊉発品 プロプラノロール塩酸
錠/注　　　　　　　　　　　　塩

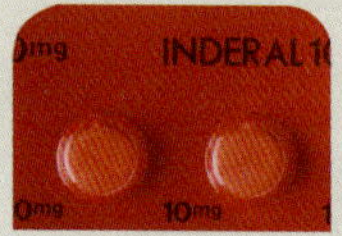

54　すぐ調 ● 小児科

抗不整脈薬

■ 第Ⅰ群（Naチャネル抑制）－Ib群（APD※短縮）
□ リドカイン塩酸塩

リドカイン静注用2％シリンジ　静注用2％シリンジ

■ 第Ⅰ群（Naチャネル抑制）－Ic群（APD※不変）
□ フレカイニド酢酸塩

タンボコール　錠/細粒/注

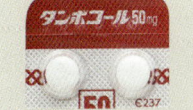

■ 第Ⅲ群（再分極遅延薬）
□ アミオダロン塩酸塩

アンカロン　錠/注　　後発品 アミオダロン塩酸塩

■ 第Ⅳ群（Ca拮抗薬）
□ ベラパミル塩酸塩

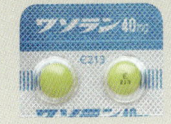

ワソラン　錠/静注　　後発品 ベラパミル塩酸塩、ホルミトール

※ APD：活動電位持続時間

主な薬剤

強心薬／β遮断薬／抗不整脈薬

利尿薬

■ ループ利尿薬

□ フロセミド

オイテンシン
カプセル（徐放）

ラシックス
錠 / 細粒 / 注

後発品 フロセミド

■ カリウム保持性利尿薬

□ スピロノラクトン

アルダクトンA 錠 / 細粒

後発品 スピロノラクトン、ノイダブル

昇圧薬

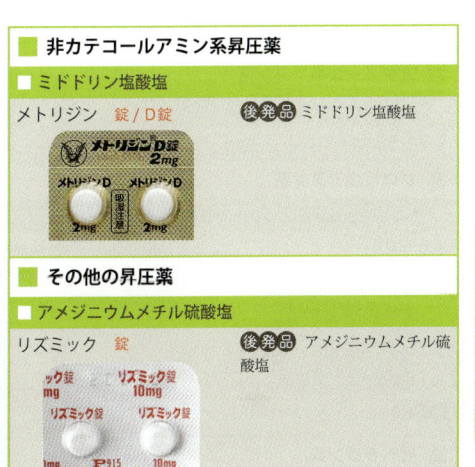

■ 非カテコールアミン系昇圧薬

□ ミドドリン塩酸塩

メトリジン　錠/D錠　　　　後発品 ミドドリン塩酸塩

■ その他の昇圧薬

□ アメジニウムメチル硫酸塩

リズミック　錠　　　　　　後発品 アメジニウムメチル硫酸塩

主な薬剤

利尿薬／昇圧薬

Memo

アレルギー治療薬

〔抗ヒスタミン薬〕

■ エタノール系アミン系

■ ジフェンヒドラミン塩酸塩

レスタミンコーワ　錠

■ プロピルアミン系

■ クロルフェニラミンマレイン酸塩（d体）

ポララミン　錠/散/ドラ
イシロップ/シロップ/注

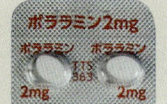

ネオマレルミン
錠/TR（徐放錠）

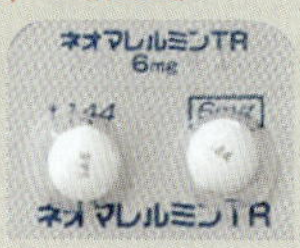

㊩発品 アニミング、d-クロルフェニラミンマレイン酸塩

■ ピペラジン系

■ ヒドロキシジン　⇒ p.49 参照

■ ピペリジン系

■ シプロヘプタジン塩酸塩

ペリアクチン
錠/散/シロップ

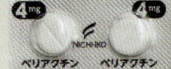

㊩発品 シプロヘプタジン塩酸塩

58　すぐ調 ● 小児科

〔抗アレルギー薬〕

■ メディエーター遊離抑制薬

■ クロモグリク酸ナトリウム

インタール 吸入液（喘息用）/点鼻液（鼻炎用）/エアロゾルA	後発品 クロモグリク酸Na、ステリ・ネブ クロモリン、リノジェット
インタール内服用 細粒	後発品 クロモグリク酸Na

■ ヒスタミンH_1拮抗薬（第2世代抗ヒスタミン薬）

■ ケトチフェンフマル酸塩

ザジテン カプセル/シロップ/ドライシロップ/点鼻液	後発品 ケトチフェン、マゴチフェン

■ フェキソフェナジン塩酸塩

アレグラ 錠/OD錠/ドライシロップ	後発品 フェキソフェナジン塩酸塩

■ エピナスチン塩酸塩

アレジオン 錠/ドライシロップ	後発品 アズサレオン、アルピード、エピナスチン、エピナスチン塩酸塩、塩酸エピナスチン、ユピテル

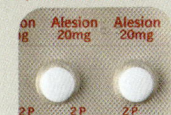

■ レボセチリジン塩酸塩

ザイザル 錠/シロップ

主な薬剤

アレルギー治療薬

■ ロイコトリエン拮抗薬

■ プランルカスト水和物

オノン　カプセル / ドライシロップ　　後発品 プランルカスト

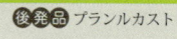

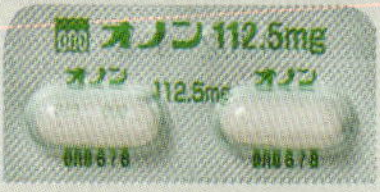

■ モンテルカストナトリウム

キプレス　錠 / チュアブル錠 / 細粒

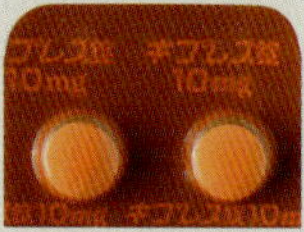

シングレア　錠 / チュアブル錠 / 細粒

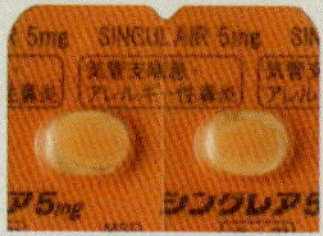

後発品 モンテルカスト、モンテカルストナトリウム

■ その他のアレルギー治療薬

■ 〔合剤〕

強力ネオミノファーゲンシー　静注 /P 静注 / シリンジ

後発品 アミファーゲンP、キョウミノチン、グリファーゲン、グルコリン、ケベラS、ニチファーゲン、ヒシファーゲン、レミゲン

アスファーゲン　静注

ネオファーゲン　静注

Memo

気管支拡張薬・喘息治療薬

〔β_2-アドレナリン受容体刺激薬〕

■ 第二世代

□ サルブタモール硫酸塩

ベネトリン
錠／シロップ／吸入液

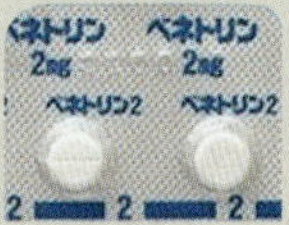

サルタノールインヘラー
エアゾール

後発品 サルブタモール

■ 第三世代

□ ツロブテロール塩酸塩

ホクナリン
錠／ドライシロップ

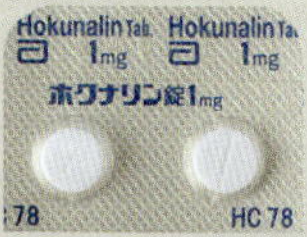

ベラチン
錠／ドライシロップ

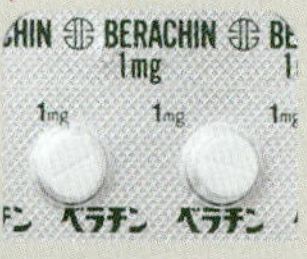

後発品 ツロブテロール塩酸塩

□ ツロブテロール

ホクナリン テープ　　後発品 ツロブテロール

■ プロカテロール塩酸塩

メプチン　錠/ミニ錠/顆粒/シロップ/ドライシロップ/吸入液/吸入液ユニット/キッドエアー5μg/エアー10μg/スイングヘラー

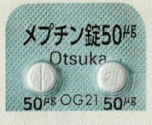

後発品 エステルチン、プロカテロール塩酸塩、マーヨン

■ サルメテロールキシナホ酸塩

セレベント　ロタディスク/50ディスカス

〔吸入用ステロイド薬〕

ステロイド単剤
■ ベクロメタゾンプロピオン酸エステル
キュバール　エアゾール (50・100μg)
■ フルチカゾンプロピオン酸エステル
フルタイドロタディスク　ブリスター (50・100・200μg)
フルタイドディスカス　ブリスター (50・100・200μg)
フルタイドエアゾール　エアゾール (50・100μg)
■ ブデソニド
パルミコート　タービュヘイラー (100・200μg)/吸入液
■ LABA※と吸入ステロイドの合剤
アドエア　ディスカス (100・250・500)/エアゾール (50・125・250)

※ LABA：長時間作動型吸入β_2刺激薬

主な薬剤

気管支拡張薬・喘息治療薬

■ キサンチン誘導体

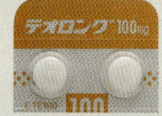

□ テオフィリン

スロービッド
カプセル（徐放）/ 顆粒（徐放）
/ ドライシロップ

テオロング
錠（徐放）/ 顆粒（徐放）

テオドール
錠（徐放）/ 顆粒（徐放）/ ド
ライシロップ / シロップ

ユニフィル
LA錠（徐放）

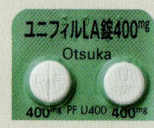

後発品 チルミン、テオフィリン徐放U、テルバンス、ユニコン

□ アミノフィリン水和物

キョーフィリン 注
ネオフィリン
錠 / 末 / 注 / PL注 / 点滴用バッグ

後発品 アミノフィリン、テオカルヂン

鎮咳薬

■ 中枢性非麻薬性鎮咳薬

■ チペピジンヒベンズ酸塩

アスベリン 錠/散/ドライシロップ/シロップ/調剤用シロップ

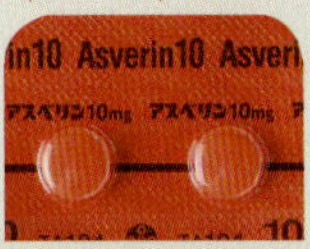

■ デキストロメトルファン臭化水素酸塩水和物

メジコン 錠/散　　後発品 アストマリ、デキストロメトルファン臭化水素酸塩

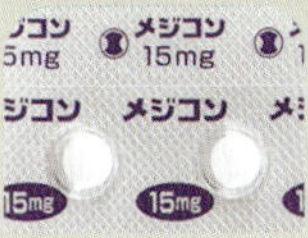

主な薬剤

気管支拡張薬・喘息治療薬／鎮咳薬

Memo

去痰薬

■ 粘液溶解薬

■ ブロムヘキシン塩酸塩

ビソルボン 錠/細粒/吸入液/注

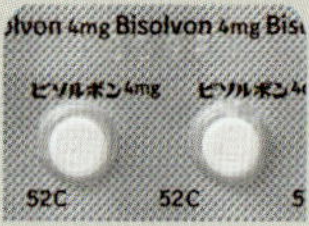

後発品 ブロムヘキシン塩酸塩

■ 粘液修復薬

■ L-カルボシステイン

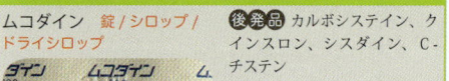

ムコダイン 錠/シロップ/ドライシロップ

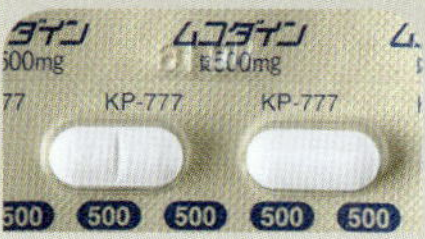

後発品 カルボシステイン、クインスロン、シスダイン、C-チステン

■ 粘液潤滑薬（肺サーファクタント産生促進薬）

□ アンブロキソール塩酸塩

ムコソルバン 錠／内用液／小児用シロップ／小児用ドライシロップ／ドライシロップ

ムコサール 錠／Lカプセル／ドライシロップ

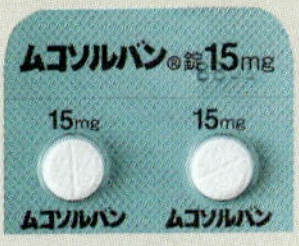

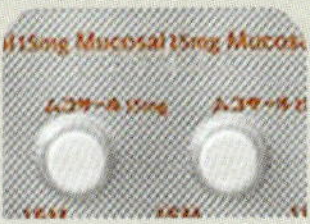

後発品 アンブロキソール塩酸塩、塩酸アンブロキソール、グリンクール、コトプロール、ダイオリール、ノンタス、プルスマリンA、ポノフェン、ムコソレート、ムコプリン

▶ その他の呼吸器用薬

■ 新生児呼吸窮迫症候群治療薬
□ 肺サーファクタント

サーファクテン　注入用

主な薬剤

去痰薬／その他の呼吸器用薬

67

胃腸機能調整薬

■ メトクロプラミド

エリーテン 錠

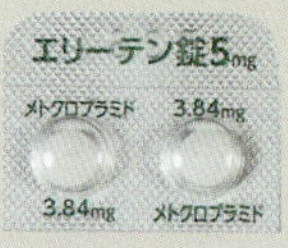

テルペラン 錠

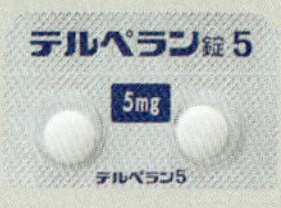

プリンペラン 錠 / 細粒 / シロップ

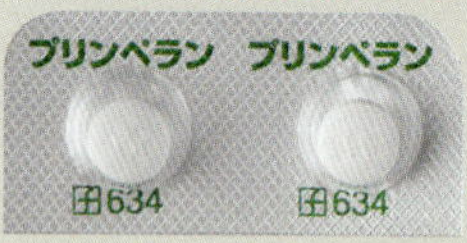

後発品 プラミール、メトクロプラミド

■ 塩酸メトクロプラミド

エリーテン 注　　　後発品 メトクロプラミド

プリペラン 注

テルペラン 注

■ ドンペリドン

ナウゼリン 錠 /OD錠 / 細粒 / ドライシロップ / 坐薬　　後発品 ドンペリドン、ハドドリン

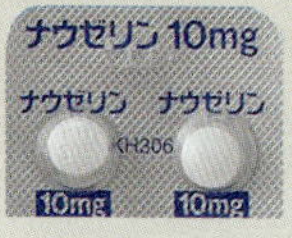

下剤

■ 大腸刺激性下剤

■ ビサコジル

テレミンソフト 坐薬　　後発品 ビサコジル

■ ピコスルファートナトリウム水和物

ラキソベロン 錠/液　　チャルドール 錠/液

ピコダルム 顆粒　　スナイリン ドライシロップ

後発品 シンラック、ピコスルファートNa、ピコスルファートナトリウム、ピコルーラ、ファースルー、ヨービス

主な薬剤

胃腸機能調整薬／下剤

Memo

止痢・整腸薬

■ 止痢薬

□ 塩酸ロペラミド
ロペミン小児用　細粒　　後発品 ロペラミド塩酸塩

□ タンニン酸アルブミン
タンナルビン　末
タンニン酸アルブミン　末

□ 天然ケイ酸アルミニウム
アドソルビン　末

■ 乳酸分解酵素薬

□ β-ガラクトシダーゼ
ミルラクト　細粒
オリザチーム　顆粒
ガランターゼ　散
カラシミーゼ　散

■ 整腸薬

■ ビフィズス菌

ビオフェルミン 錠

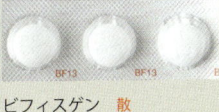

ラックビー 微粒N / 錠

ビフィスゲン 散

■ 酪酸菌

ミヤBM 錠 / 細粒

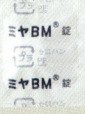

■ ラクトミン

アタバニン 散
ビオフェルミン 配合散

後発品 ラクトミン、ビオヂアスミンF-2、ビオラクト、フソウラクトミン

■ 耐性乳酸菌

ビオフェルミンR 錠 / 散

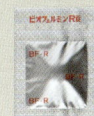

エンテロノンR 散
レベニン カプセル / 散

後発品 ラックビーR、耐性乳酸菌

主な薬剤

止痢・整腸薬

▶ その他の消化器用薬

■ 肝疾患治療薬

■ ラクツロース

モニラック　シロップ / 末
ラクツロース　シロップ
カロリール　ゼリー

(後発品) ピアーレ、ラグノス、リフォロース

■ 5-HT₃受容体拮抗型制吐薬

■ グラニセトロン塩酸塩

カイトリル
錠 / 細粒 / 注 / バッグ

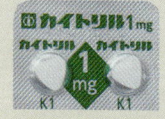

(後発品) グラニセトロン

■ オンダンセトロン塩酸塩水和物

ゾフラン　錠 / 小児用シロップ / ザイディス錠（口腔内速溶）/ 注

(後発品) オンダンセトロン

副腎皮質ホルモン製剤

■ コルチゾン、ヒドロコルチゾン類

■ ヒドロコルチゾンリン酸エステルナトリウム

水溶性ハイドロコートン　注　後発品　ヒドロコルチゾンリン酸エステル Na

■ ヒドロコルチゾンコハク酸エステルナトリウム

サクシゾン　注射用 / 静注用

ソル・コーテフ　注射用 / 静注用

■ プレドニゾン、プレドニゾロン類

■ プレドニゾロン

プレドニゾロン　錠 / 散　　　　プレドニン　錠

■ プレドニゾロンコハク酸エステルナトリウム

水溶性プレドニン　注　後発品　プレドニゾロンコハク酸エステル Na

主な薬剤

その他の消化器用薬／副腎皮質ホルモン製剤

73

■ メチルプレドニゾロン類

■ メチルプレドニゾロンコハク酸エステルナトリウム

ソル・メドロール	静注用	後発品 ソル・メルコート、メチルプレドニゾロンコハク酸エステルNa

■ デキサメタゾン類

■ デキサメタゾンリン酸エステルナトリウム

オルガドロン	注射液	後発品 デキサート、ソルコート
デカドロン	注射液	

■ ベタメタゾン類

■ ベタメタゾン（ベタメタゾンリン酸エステルナトリウム）

リンデロン　散/錠/シロップ/注（0.4%）/注（2%）	後発品 ベタメタゾン、リノロサール

■ 副腎皮質ホルモン合剤

セレスタミン 配合錠/配合シロップ	後発品 エンペラシン、サクコルチン、セレスターナ、ヒスタブロック、プラデスミン

その他のホルモン製剤

■ プロスタグランジン（PG）製剤
－末梢閉塞性動脈疾患治療薬

□ アルプロスタジル

パルクス　注/ディスポ　　後発品 アルプロスタジル

リプル　注/キット

Memo

ビタミン製剤

■ ビタミンD製剤

□ アルファカルシドール

アルファロール
散 / カプセル / 内服液

ワンアルファ
錠 / 内用液

後発品 アルシオドール、アルファカルシドール、カルフィーナ、トヨファロール、ワークミン

■ ビタミンK₂製剤

□ メナテトレノン

ケイツー
カプセル / シロップ / N静注

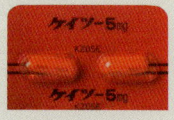

造血と血液凝固関係製剤

■ 経口用鉄剤

■ 硫酸鉄

フェロ・グラデュメット　錠　　テツクール　徐放錠

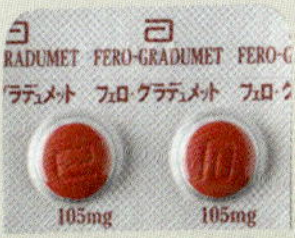

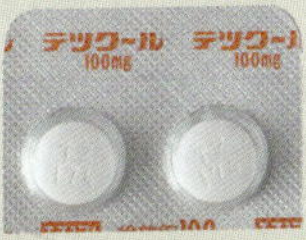

■ クエン酸第一鉄ナトリウム

フェロミア　錠/顆粒　　(後発品) クエン酸第一鉄Na、クエン酸第一鉄ナトリウム、フェネルミン、フェロステック

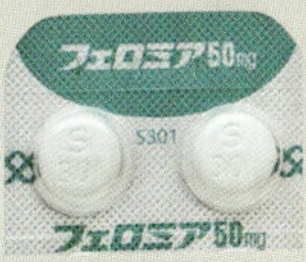

■ 溶性ピロリン酸第二鉄

インクレミン　シロップ

対血管性止血剤

カルバゾクロムスルホン酸ナトリウム水和物

アドナ 錠 / 散 / 注　**後発品** カルバゾクロムスルホン酸Na、カルバゾクロムスルホン酸ナトリウム、アドカルAC、アドナミン、タジン、ラノビ

抗プラスミン剤

トラネキサム酸

トランサミン 錠 / カプセル / 散 / シロップ / 注　**後発品** トラネキサム酸、ヘキサトロン、ラノビス、リカパリン

G-CSF製剤

レノグラスチム（遺伝子組換え）

ノイトロジン 注

フィルグラスチム（遺伝子組換え）

グラン 注 / シリンジ　**後発品** フィルグラスチムBS

ナルトグラスチム（遺伝子組換え）

ノイアップ 注

輸液・栄養製剤

■ マンニトール製剤

■ D-マンニトール

マンニットール　注
マンニットT15　注

■ アシドーシス治療薬

■ 炭酸水素ナトリウム

炭酸水素ナトリウム　末・注　重曹　末/注/錠
炭酸水素Na静注　注/PL注
メイロン　注<7%>/8.4注　後発品　タンソニン、プレビネート
<8.4%>

■ 経口・経腸栄養剤

■ 消化態栄養剤〔合剤〕

エレンタール　配合内用剤

主な薬剤

造血と血液凝固関係製剤／輸液・栄養製剤

▶ 電解質製剤

■ 電解質製剤

□ 開始液

ソリタ-T1号 注	後発品 YDソリタ-T1号
ソルデム1 注	
リプラス1号 注	

□ 維持液

ソリタ-T3号 注	後発品 ユエキンキープ、ヒシナルク、YGソリタ-T3号
ソルデム3A 注	
ハルトマン-G3号 注	

■ カルシウム補給液

□ グルコン酸カルシウム

カルチコール 末/注

▶ 麻薬

■ 非アルカロイド系

□ ケタミン塩酸塩

ケタラール 静注用/筋注用

抗菌薬

（βラクタム抗生物質）

■ ペニシリン系

■ ベンジルペニシリンカリウム（PCG）

ペニシリンGカリウム　注

■ アンピシリン水和物（ABPC）

ビクシリン　カプセル / ドライシロップ / 注

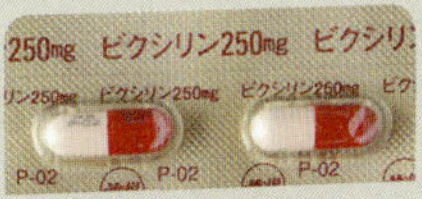

■ アモキシシリン水和物（AMPC）

アモリン　カプセル / 細粒　　ワイドシリン　細粒

サワシリン　　　　　　　　　パセトシン
錠 / カプセル / 細粒　　　　　錠 / カプセル / 細粒

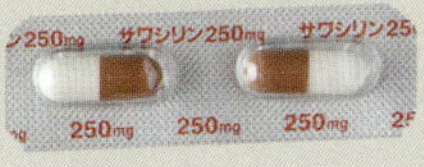

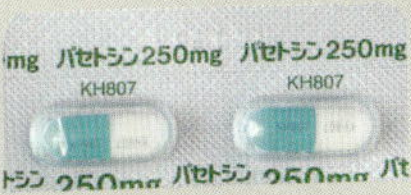

後発品 アモキシシリン

■ ピペラシリンナトリウム（PIPC）

ペントシリン　注 / バッグ　　後発品 ピペラシリンNa、ピペラシンナトリウム

主な薬剤

電解質製剤 / 麻薬 / 抗菌薬

■ スルタミシリントシル酸塩水和物（SBTPC）

ユナシン 錠 / 細粒（小児用）

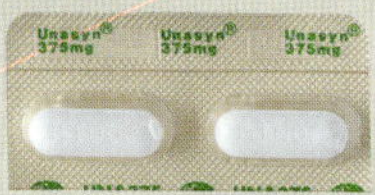

■ アンピシリン・クロキサシリンナトリウム水和物（ABPC/MCIPC）

ビクシリンS 配合錠 / 配合カプセル / 注

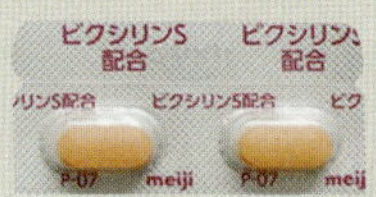

■ アンピシリンナトリウム・スルバクタムナトリウム（ABPC/SBT）

ユナシン -S 注 / キット　　後発品 スルバシリン、ピシリバクタ、ユーシオン-S、ユナスピン、スルバクシン、ピスルシン

■ タゾバクタム・ピペラシリン水和物（TAZ/PIPC）

ゾシン 静注用 / キット　　後発品 タゾピペ

■ アモキシシリン水和物・クラブラン酸カリウム（AMPC/CVA）

オーグメンチン
配合錠 250RS/
配合錠 125SS（小児用）

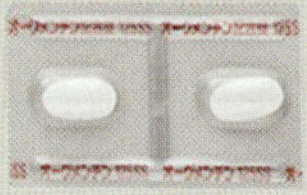

クラバモックス
小児用配合ドライシロップ

■ セフェム系（第一世代）

■ セファゾリンナトリウム（CEZ）

セファメジンα
注射用 / 筋注用 / キット

(後発品) セファゾリンNa、セファゾリンナトリウム、トキオ

■ セフロキサジン水和物（CXD）

オラスポア
小児用ドライシロップ

■ セファクロル（CCL）

ケフラール
カプセル / 細粒（小児用）

(後発品) セファクロル、トキクロル

■ セフェム系（第二世代）

■ セフォチアム塩酸塩（CTM）

パンスポリン
静注用 / 筋注用 / バッグS / バッグG

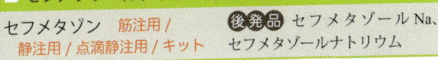

(後発品) セファピコール、セフォチアム

■ セフメタゾールナトリウム（CMZ）

セフメタゾン 筋注用 / 静注用 / 点滴静注用 / キット

(後発品) セフメタゾールNa、セフメタゾールナトリウム

主な薬剤

抗菌薬

■ セフェム系（第三世代）

■ セフォタキシムナトリウム（CTX）

クラフォラン　注
セフォタックス　注

■ スルバクタムナトリウム・セフォペラゾンナトリウム（1：1）（SBT/CPZ）

スルペラゾン　静注用/キット　　（後発品）スルタムジン、セフォン、セフォセフ、セフロニック、バクフォーゼ、ワイスタール

■ セフトリアキソンナトリウム水和物（CTRX）

ロセフィン　静注用/点滴静注用キット　　（後発品）セフトリアキソンNa、セフトリアキソンナトリウム、リアソフィン

■ セフタジジム水和物（CAZ）

モダシン　静注用　　（後発品）セフタジジム、モダケミン、モベンゾシン

■ セフピロム硫酸塩（CPR）

セフピロム硫酸塩　静注用

■ セフテラムピボキシル（CFTM-PI）

トミロン　錠/細粒（小児用）　　（後発品）セフテラムピボキシル

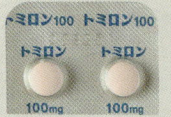

■ セフィキシム（CFIX）

セフスパン　カプセル/細粒　　（後発品）セフィーナ

■ セフジニル（CFDN）

セフゾン
カプセル / 細粒（小児用）
後発品 セフジニル、セフニール

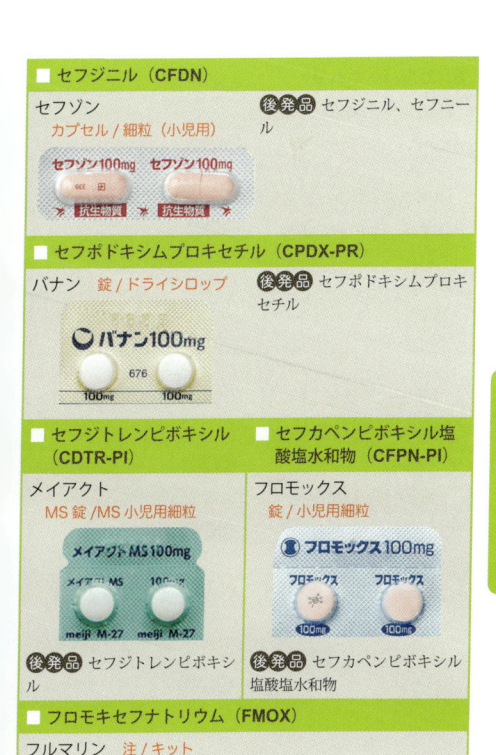

■ セフポドキシムプロキセチル（CPDX-PR）

バナン 錠 / ドライシロップ
後発品 セフポドキシムプロキセチル

■ セフジトレンピボキシル（CDTR-PI）

メイアクト
MS 錠 /MS 小児用細粒

後発品 セフジトレンピボキシル

■ セフカペンピボキシル塩酸塩水和物（CFPN-PI）

フロモックス
錠 / 小児用細粒

後発品 セフカペンピボキシル塩酸塩水和物

■ フロモキセフナトリウム（FMOX）

フルマリン 注 / キット

主な薬剤

抗菌薬

■ カルバペネム系

□ メロペネム水和物 (MEPM)

メロペン 点滴用バイアル/キット　　後発品 メロペネム点滴静注用

□ イミペネム・シラスタチンナトリウム (IPM/CS)

チエナム 筋注用/点滴用/静注用/キット　　後発品 イミペネム・シラスタチン、イミスタン、インダスト、チエペネム、チエクール

□ パニペネム・ベタミプロン (PAPM/BP)

カルベニン 点滴用注

〔アミノグリコシド (アミノ配糖体) 系〕

■ ゲンタマイシン硫酸塩 (GM)

ゲンタシン 注　　後発品 ゲンタマイシン硫酸塩

■ アミカシン硫酸塩 (AMK)

アミカシン硫酸塩 注射液/注射用　　後発品 アミカマイシン

■ トブラマイシン (TOB)

トブラシン 注 (小児用)

■ アルベカシン硫酸塩 (ABK)

ハベカシン 注　　後発品 アルベカシン硫酸塩

〔ホスホマイシン系〕

■ ホスホマイシンナトリウム（FOM）

ホスミシンS　静注用/点滴静注用バッグ　　後発品 ホスホマイシンNa、ホスホマイシンナトリウム、フラゼミシン、ホスカリーゼ

■ ホスホマイシンカルシウム水和物（FOM）

ホスミシン
錠/ドライシロップ　　後発品 ホスホマイシンカルシウム

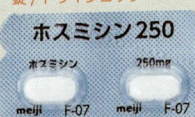

〔その他の殺菌性抗生物質〕

■ バンコマイシン塩酸塩（VCM）

塩酸バンコマイシン
注/散　　後発品 バンコマイシン塩酸塩、バンマイシン

■ テイコプラニン（TEIC）

タゴシッド　注　　後発品 テイコプラニン

〔テトラサイクリン系〕

■ ミノサイクリン塩酸塩（MINO）

ミノマイシン
錠/カプセル/顆粒/注　　後発品 ミノサイクリン塩酸塩

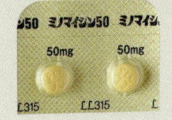

主な薬剤

抗菌薬

〔マクロライド系〕

■ エリスロマイシン（EM）

エリスロマイシン　錠

■ エリスロマイシンエチル　　■ エリスロマイシンラクト
　コハク酸エステル（EM）　　　ビオン酸塩（EM）

エリスロシン　W顆粒/ドラ　　エリスロシン点滴静中用　注
イシロップ/ドライシロップW

■ クラリスロマイシン（CAM）

クラリシッド　　　　　　　　クラリス
錠/ドライシロップ小児用　　　錠/ドライシロップ小児用

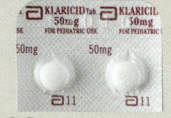

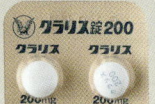

後発品　クラリスロマイシン、マインベース

■ アジスロマイシン水和物（AZM）

ジスロマック
錠/カプセル小児用/細粒小児用/SR成人用ドライシロップ

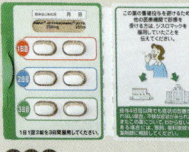

後発品　アジスロマイシン

88　すぐ調 ● 小児科

〔リンコマイシン系〕

■ **クリンダマイシン塩酸塩(CLDM)**

ダラシン　カプセル　　後発品 クリンダマイシン塩酸塩、リズピオン

■ **クリンダマイシンリン酸エステル(CLDM)**

ダラシンS　注　　後発品 クリダマシン、クリンダマイシンリン酸エステル

Memo

主な薬剤

抗菌薬

化学療法剤

〔ニューキノロン薬〕

■ ノルフロキサシン（**NFLX**）

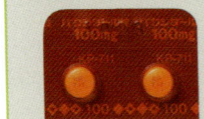

バクシダール　錠　　　　　後発品 ノルフロキサシン、バスティーン

■ オフロキサシン（**OFLX**）

タリビッド　錠　　　　　後発品 オフロキサシン

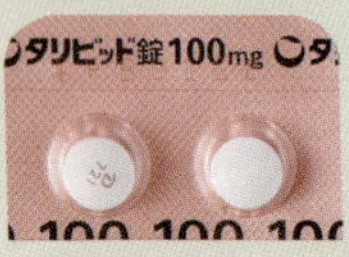

■ レボフロキサシン水和物（**LVFX**）

クラビット　錠 / 細粒 / 点滴静注　後発品 レボフロキサシン

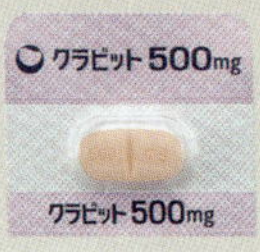

■ トスフロキサシントシル酸塩水和物（TFLX）

オゼックス　錠/細粒小児用　　後発品 トスフロキサシントシル酸塩

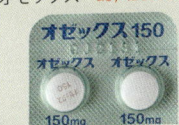

〔抗結核薬〕

■ イソニアジド（INF）

イスコチン　錠/末/注　　ヒドラ　錠

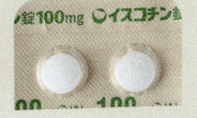

〔その他の化学療法剤〕

■ スルファメトキサゾール・トリメトプリム（ST合剤）

バクタ　錠/顆粒　　バクトラミン　錠/顆粒

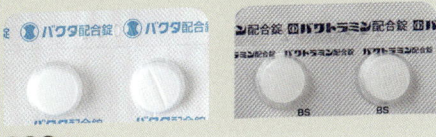

後発品 ダイフェン

主な薬剤

化学療法剤

抗真菌薬

■ ポリエン系抗生物質
■ アムホテリシンB
ファンギゾン　シロップ/注　後発品 ハリゾン

■ トリアゾール系
■ フルコナゾール（FLCZ）
ジフルカン　　　　　　　後発品 フルコナゾール
カプセル/ドライシロップ/
静注液

Memo

抗ウイルス薬

■ ヘルペスウイルス感染症治療薬

□ アシクロビル（ACV）

ゾビラックス　注	後発品 アクチオス、アシクロビル、アシクロビン、ナタジール、ビクロックス
ゾビラックス　錠/顆粒	後発品 アシクロビル、内服ゼリー、アストリック、ビクロックス

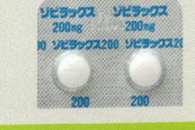

■ バラシクロビル塩酸塩（VACV）

バルトレックス　錠/顆粒	後発品 バラシクロビル

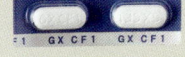

□ ビダラビン（Ara-A）

アラセナ-A　注	後発品 ビダラビン

■ 抗 RS ウイルスヒト化モノクローナル抗体

□ パリビズマブ（遺伝子組換え）

シナジス　筋注液

主な薬剤

抗真菌薬／抗ウイルス薬

■ インフルエンザ治療薬

■ アマンタジン塩酸塩

シンメトレル　錠 / 細粒　　後発品 アマンダジン塩酸塩、アテネジン

■ ザナミビル水和物

リレンザ　ブリスター

■ オセルタミビルリン酸塩

タミフル　カプセル / ドライシロップ　　後発品 オセルタミビル

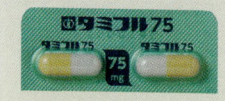

■ ラニナミビルオクタン酸エステル水和物

イナビル　吸入粉末

■ ペラミビル水和物

ラピアクタ　点滴用バッグ / バイアル

■ バロキサビル マルボキシル

ゾフルーザ　錠 / 顆粒

抗癌剤

■ アルキル化剤

□ シクロホスファミド（CPA）

エンドキサン　錠/原末/注

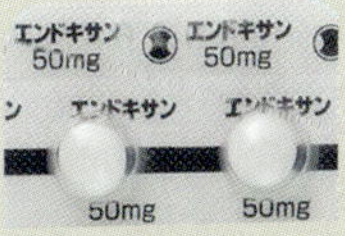

□ ブスルファン（BSF）

マブリン　散
ブスルフェクス　点滴静注用

□ イホスファミド（IFM）

注射用イホマイド　注

□ ダカルバジン（DIC）

ダカルバジン　注

□ メルファラン（L-PAM）

アルケラン
　錠/静注用

□ テモゾロミド（TMZ）

テモダール
　カプセル/点滴静注用

■ 代謝拮抗剤

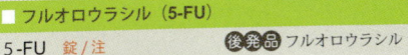

□ メトトレキサート（MTX）

メソトレキセート
　錠/注射剤/点滴静注液

□ メルカプトプリン水和物

ロイケリン　散

□ フルオロウラシル（5-FU）

5-FU　錠/注　　後発品 フルオロウラシル

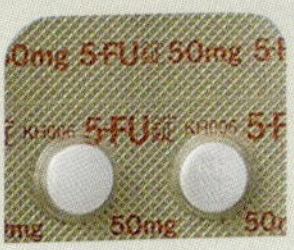

主な薬剤

抗ウイルス薬/抗癌剤

- ■ ヒドロキシカルバミド（**HU**）

ハイドレア　カプセル

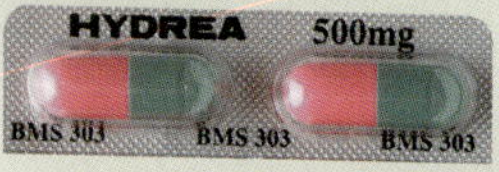

- ■ シタラビン（**Ara-C**）

キロサイド　注/N注　　後発品 シタラビン

- ■ ゲムシタビン塩酸塩（**GEM**）

ジェムザール　注　　後発品 ゲムシタビン

- ■ フルダラビンリン酸エステル（**F-ara-AMP**）

フルダラ　注/錠

- ■ ネララビン

アラノンジー　点滴静注用

■ アルカロイド系

- ■ ビンクリスチン硫酸塩（**VCR**）

オンコビン　注

- ■ ビンブラスチン硫酸塩（**VLB**）

エクザール　注

- ■ ビンデシン硫酸塩（**VDS**）

注射用フィルデシン　注

- ■ ドセタキセル水和物（**DTX**）

タキソテール　点滴静注用　　後発品 ドセタキセル

ワンタキソテール
点滴静注用

- ■ パクリタキセル（**PTX**）

タキソール　注　　後発品 パクリタキセル

■ 抗生物質抗癌剤

□ ドキソルビシン塩酸塩（アドリアマイシン）（DOX）

| アドリアシン 注 | 後発品 ドキソルビシン塩酸塩 |

ドキシル　注

□ 塩酸ピラルビシン（THP）

テラルビシン　注

ピノルビン　注

□ ダウノルビシン塩酸塩（DNR）

ダウノマイシン　静注/注

□ イダルビシン塩酸塩（IDR）

イダマイシン　静注用

□ アクチノマイシンD（ACT-D）

コスメゲン　静注用

□ ブレオマイシン塩酸塩（BLM）

ブレオ　注

■ トポイソメラーゼ阻害薬

□ エトポシド（VP-16）

ベプシド　カプセル/注　　　ラステット　Sカプセル/注

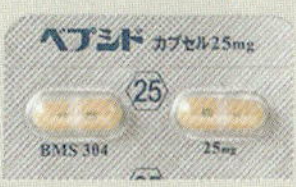

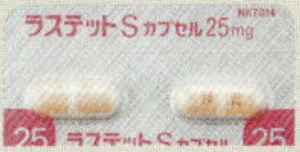

後発品 エトポシド

□ イリノテカン塩酸塩水和物（CPT-11）

カンプト　点滴静注　　　後発品 イリノテカン塩酸塩

トポテシン　点滴静注

主な薬剤

抗癌剤

- ノギテカン塩酸塩

ハイカムチン　注

■ 白金製剤

- シスプラチン（CDDP）

ブリプラチン　注　　　　後発品 シスプラチン
ランダ　注

アイエーコール　動注用

- カルボプラチン（CBDCA）

パラプラチン　注　　　　後発品 カルボプラチン

■ 分子標的治療薬

- リツキシマブ（遺伝子組換え）

リツキサン　注　　　　後発品 リツキシマブBS

- ゲムツズマブオゾガマイシン（遺伝子組換え）

マイロターグ　点滴静注

- イマチニブメシル酸塩（GLI）　　- ダサチニブ水和物

グリベック　錠　　　　　　スプリセル　錠

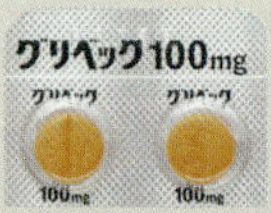

後発品 イマチニブ

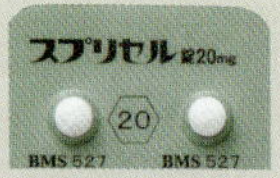

- ニロチニブ塩酸塩水和物

タシグナ　カプセル

■ その他の抗癌剤

- ミトキサントロン塩酸塩（MIT）

ノバントロン　注

- ☐ プロカルバジン塩酸塩（PCZ）

塩酸プロカルバジン　カプセル

- ☐ トレチノイン

ベサノイド　カプセル

- ☐ L-アスパラギナーゼ（L-ASP）

ロイナーゼ　注

- ■ **外用抗癌剤**
- ☐ ブレオマイシン硫酸塩

ブレオS　軟膏

▶ 免疫抑制薬

- ☐ シクロスポリン

サンディミュン　カプセル / 内用液 / 点滴静注用

ネオーラル　　　　　　　　後発品 シクロスポリン
　カプセル / 内用液

- ☐ アザチオプリン

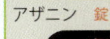

アザニン　錠　　　　　　イムラン　錠

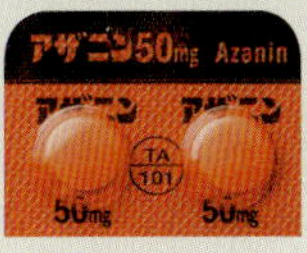

主な薬剤

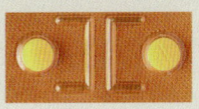

抗癌剤 / 免疫抑制薬

■ ミゾリビン

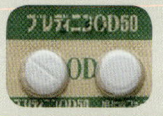

ブレディニン　錠/OD錠　　後発品 ミゾリビン

■ タクロリムス水和物

プログラフ　　後発品 タクロリムス
注/カプセル/顆粒

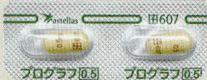

グラセプター　カプセル

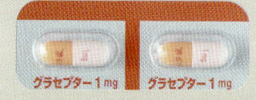

■ ミコフェノール酸モフェチル

セルセプト　　後発品 ミコフェノール酸モフェチル
カプセル/懸濁用散

■ シクロホスファミド ⇒ p.95 参照
■ 抗ヒト胸腺細胞ウサギ免疫グロブリン

サイモグロブリン　点滴静注用

略　語

略　語

ABR	聴性脳幹反応 auditory brainstem response	
ADEM	急性散在性脳脊髄炎 acute disseminated encephalomyelitis	
ADHD	注意欠陥多動性障害 attention deficit hyperactivity disorder	
AFD	相当体重児 appropriate-for-dates infant	
AGN	急性糸球体腎炎 acute glomerulonephritis	
ALL	急性リンパ芽球性白血病 acute lymphoblastic leukemia	
ALTE	乳幼児突発性危急事態 apparent life threatening event	
AML	急性骨髄性白血病 acute myelogenous leukemia	
ARDS	急性呼吸促迫症候群 acute respiratory distress syndrome	
ARF	急性腎不全 acute renal failure	
ASD	心房中隔欠損（症） atrial septal defect	
ASLO (ASO)	抗ストレプトリジン O antistreptolysin O	

AVSD	房室中隔欠損（症）	
	atrioventricular septal defect	
BA	気管支喘息	
	bronchial asthma	
BCG	BCG 生ワクチン	
	bacille de Calmette et Guérin	
BT	体温	
	body temperature	
BW	体重	
	body weight	
CHD	先天性心疾患	
	congenital heart disease	
CMV	サイトメガロウイルス	
	cytomegalovirus	
CP	脳性（小児）麻痺	
	cerebral palsy	
CPA	心肺停止	
	cardiopulmonary arrest	
CPAP	持続気道陽圧	
	continuous positive airway pressure	
CTR	心胸郭比、心胸（郭）係数	
	cardiothoracic ratio	
CVP	中心静脈圧	
	central venous pressure	
DIC	播種性血管内（血液）凝固	
	disseminated intravascular coagulation	

略語

DPT	DPT（三種混合）ワクチン／ジフテリア・百日咳・破傷風ワクチン diphtheria, pertussis and tetanus vaccine
EB virus, EBV	EBウイルス（エプスタイン・バーウイルス） Epstein-Barr virus
ECD	心内膜床欠損（症） endocardial cushion defect
FUO	（原因）不明熱 fever of unknown origin
GBS	B群レンサ球菌 group B streptococcus
	ギラン・バレー症候群 Guillain-Barré Syndrome
GCS	グラスゴー昏睡尺度、グラスゴーコーマスケール Glasgow Coma Scale
GER	胃食道逆流 gastroesophageal reflux
HFD	在胎不当過体重（児） heavy for dates (infant)
HFO	高頻度振動換気法 high frequency oscillation
HFV	高頻度換気、高頻度（人工）呼吸（法） high frequency ventilation
HGA	在胎不当過体重児 heavy for gestational age (infant)
HOT	在宅酸素療法 home oxygen therapy

HR	心拍数	
	heart rate	
HSV	単純ヘルペスウイルス、単純疱疹ウイルス	
	herpes simplex virus	
HUS	溶血(性)尿毒(症)性症候群	
	hemolytic-uremic syndrome	
IBD	炎症性腸疾患	
	inflammatory bowel disease	
IBS	過敏性腸症候群	
	irritable bowel syndromo	
I(V)P	静脈(性)腎盂造影(撮影)	
	intravenous pyelography	
ITP	特発(性)血小板減少性紫斑病	
	idiopathic thrombocytopenic purpura	
IUGR	子宮内(胎児)発育遅延	
	intrauterine growth retardation	
IVH	中心静脈栄養	
	intravenous high calory infusion	
JCS	日本式昏睡尺度、ジャパンコーマスケール（3-3-9 度方式ともいう）	
	Japan Coma Scale	
LBW	低出生体重児	
	low birth weight infant	
LD	学習障害	
	learning disability	
LFD	在胎不当軽量体重(児)	
	light for dates (infant)	

略語

LGA	在胎不当軽体重（児） light for gestational age (infant)	
MAS	胎便吸引症候群 meconium aspiration syndrome	
MCLS	(急性熱性)皮膚粘膜リンパ節症候群（川崎病） mucocutaneous lymph node syndrome	
MRSA	メチシリン耐性黄色ブドウ球菌 methicillin resistant *Staphylococcus aureus*	
NEC	壊死性腸炎 necrotizing enterocolitis	
NICU	新生児集中治療室 newborn (neonatal) intensive care unit	
NPO	絶食 ril per os（ラテン語）	
NS	ネフローゼ症候群 nephrotic syndrome	
NSAID	非ステロイド性抗炎症薬 nonsteroidal anti-inflammatory drug	
OD	起立性調節障害 orthostatic dysregulation	
ORS	経口輸液剤 oral rehydration solution	
PAC	心房（性）期外収縮 premature atrial contraction	
PAT	発作性心房頻拍 paroxysmal atrial tachycardia	
PDA	動脈管開存（症） patent ductus arteriosus	

略語	日本語	英語
PEEP	呼気終末陽圧呼吸	positive end-expiratory pressure
PFO	卵円孔開存	patent foramen ovale
PPHN	新生児遷延性肺高血圧症	persistent pulmonary hypertension of the newborn
PSVT	発作性上室(性)頻拍	paroxysmal supraventricular tachycardia
PVC	心室期外収縮	premature ventricular contraction
PVL	脳室周囲白質軟化症	periventricular leukomalacia
RAST	放射性アレルギー吸着試験	radioallergosorbent test
RDS	呼吸促迫症候群	respiratory distress syndrome
RR	呼吸数	respiratory rate
RSV	RS ウイルス	repiratory syncytial virus
SGA	在胎不当過小(児)	small for gestational age (infant)
SIADH	抗利尿ホルモン不適切分泌症候群、ADH 不適切分泌症候群	syndrome of inappropriate secretion of antidiuretic hormone
SIDS	乳(幼)児突然死症候群	sudden infant death syndrome

SIRS	全身性炎症反応症候群 systemic inflammatory response syndrome	
SSPE	亜急性硬化性全脳炎 subacute sclerosing panencephalitis	
SSSS	ブドウ球菌性熱傷様皮膚症候群 staphylococcal scalded skin syndrome	
TB	結核（症） tuberculosis	
TORCH	トキソプラズマ、風疹、サイトメガロウイルス、ヘルペス、その他 toxoplasmosis, rubella, cytomegalovirus disease, herpes, others	
TPN	完全静脈栄養 total parenteral nutrition	
TTN	新生児一過性多呼吸（症） transient tachypnea of the newborn	
TTTS	双胎間輸血症候群 twin-to-twin transfusion syndrome	
URI	上部呼吸器感染、上気道感染 upper respiratory infection	
UTI	尿路感染 urinary tract infection	
VC(U)G	排尿時膀胱尿道造影 voiding cystourethrography	
VF(Vf)	心室細動 ventricular fibrillation	
VLBW	極低出生体重児 very low birth weight infant	

VPC	心室性期外収縮 ventricular premature contraction	
VSD	心室中隔欠損(症) ventricular septal defect	
VT	心室頻拍 ventricular tachycardia	
VUR	膀胱尿管逆流(現象) vesicoureteral reflux	
WISC	ウェクスラー児童知能評価尺度 Wechsler Intelligence Scale for Children	
WNL	正常範囲内 within normal limits	

略語

薬剤索引

欧文	
5-FU	95
β-ガラクシダーゼ	70
ABK	86
ABPC	81
ABPC/MCIPC	82
ABPC/SBT	82
ACT-D	97
ACV	93
AMK	86
AMPC	81
AMPC/CVA	82
Ara-A	93
Ara-C	96
AZM	88
BLM	97
BSF	95
C-チステン	66
CAM	88
CAZ	84
CBDCA	98
CCL	83
CDDP	98
CDTR-PI	85
CEZCXD	83
CFDN	85
CFIX	84
CFPN-PI	85
CFTM-PI	84
CLDM	89
CMZ	83
CPA	95
CPDX-PR	85
CPR	84
CPT-11	97
CTM	83
CTRX	84
CTX	84
d-クロルフェニラミンマレイン酸塩	58
D-マンニトール	79
DIC	95
DNR	97
DOX	97
DTX	96
EM	88
F-ara-AMP	96
FLCZ	92
FMOX	85
FOM	87
GEM	96
GLI	98
GM	86
HU	96
IDR	97
IFM	95
INH	91
IPM/CS	86
L-ASP	99
L-PAM	95
L-アスパラギナーゼ	99
L-カルボシステイン	66
LVFX	90
MDM	89
MEPM	86
MINO	87

MIT	98	アシビル	93
MTX	95	アズサレオン	59
NFLX	90	アストマリ	65
OFLX	90	アストリック	93
PAPM/BP	86	アスピリン	47
PCG	81	アスファーゲン	60
PCZ	99	アスベリン	65
PIPC	81	アセチルサリチル酸	47
PL 顆粒	46	アセトアミノフェン	46,48
PTX	96	アタバニン	71
RKM	89	アタラックス、P	49
SBT/CPZ	84	アテネジン	94
SBTPC	82	アデフロニック	47
ST 合剤	91	アドエア	63
TAZ/PIPC	82	アドカル AC	78
TEIC	87	アドソルビン	70
TFLX	90	アドナ	78
THP	97	アドナミン	78
TMZ	95	アドリアシン	97
TOB	86	アドレナリン	53
VACV	93	アトロピン	50
VCM	87	アトロピン硫酸塩水和物	52
VCR	96	アニミング	58
VDS	96	アマンタジン塩酸塩	94
VLB	96	アミオダロン塩酸塩	55
VP-16	97	アミカシン硫酸塩	86
YD ソリタ -T1	80	アミカマイシン	86
YG ソリタ -T3	80	アミノフィリン（水和物）	64
		アミファーゲン P	60
あ		アムホテリシン B	92
アイエーコール	98	アメジニウムメチル硫酸塩	57
アクチオス	93	アモキシシリン（水和物）	81
アクチノマイシン D	97	アモキシシリン水和物・クラブラン酸カリウム	82
アザチオプリン	99	アモリン	81
アザニン	99	アラセナ -A	93
アシクロビル	93	アラノンジー	96
アシクロビン	93	アルケラン	95
アジスロマイシン（水和物）	88	アルシオドール	76

薬剤索引

111

アルダクトンA	56
アルピード	59
アルピニー	48
アルファカルシドール	76
アルファロール	76
アルプロスタジル	75
アルベカシン硫酸塩	86
アレグラ	59
アレジオン	59
アレビアチン	50
アンカロン	55
アンピシリン・クロキサシリンナトリウム水和物	82
アンピシリン水和物	81
アンピシリンナトリウム・スルバクタムナトリウム	82
アンヒバ	48
アンブロキソール塩酸塩	67

い

イスキア	46
イスコチン	91
イソニアジド	91
イソプレナリン塩酸塩	54
イダマイシン	97
イダルビシン塩酸塩	97
イナビル	94
イノバン	53
イブタント	53
イホスファミド	95
イホマイド	95
イマチニブメシル酸塩	98
イミスタン	48
イミペネム・シラスタチン	86
イミペネム・シラスタチンナトリウム	86
イムラン	99
イリノテカン塩酸塩（水和物）	97
インクレミン	77
インタール	59
インダスト	86

インデラル	54

え

エクザール	96
エスクレ	48
エステルチン	63
エトポシド	97
エピナスチン（塩酸塩）	59
エリーテン	68
エリスロシン	88
エリスロマイシン	88
エリスロマイシンエチルコハク酸エステル	88
エリスロマイシンラクトビオン酸塩	88
エレンタール	79
塩酸アンブロキソール	67
塩酸エピナスチン	59
塩酸ドパミン	53
塩酸バンコマイシン	87
塩酸ピラルビシン	97
塩酸プロカルバジン	99
塩酸メトクロプラミド	68
塩酸ロペラミド	70
エンテロノンR	71
エンドキサン	95
エンペラシン	74

お

オイテンシン	56
オーグメンチン	82
オーハラキシン	90
オゼックス	90
オセルタミビル（リン酸塩）	94
オノン	60
オフロキサシン	90
オラスポア	83
オリザチーム	70
オルガドロン	74
オルプリノン塩酸塩水和物	54

オンコビン	96
オンダンセトロン（塩酸塩水和物）	72

か

カイトリル	72
カコージン	53
カラシミーゼ	70
ガランターゼ	70
カルジール	46
カルチコール	80
カルバゾクロムスルホン酸Na	78
カルバゾクロムスルホン酸ナトリウム（水和物）	78
カルフィーナ	76
カルベニン	86
カルボシステイン	66
カルボプラチン	98
カロナール	46,48
カロリールゼリー	72
カンプト	97

き

キプレス	60
キュバール	63
キョウミノチン	60
強力ネオミノファーゲンシー	60
キョーフィリン	64
キョーリンAP2	46
キロサイド	96

く

クインスロン	66
クエン酸第一鉄Na	77
クエン酸第一鉄ナトリウム	77
グラセプター	100
グラニセトロン（塩酸塩）	72
クラバモックス	82
クラビット	90
クラフォラン	84

クラリシッド	88
クラリス	88
クラリスロマイシン	88
グラン	78
クリダマシン	89
グリファーゲン	60
グリベック	98
グリンクール	67
クリンダマイシン（塩酸塩）	89
クリンダマイシンリン酸エステル	89
グルコリン	60
グルコン酸カルシウム	80
クロモグリク酸Na	59
クロモグリク酸ナトリウム	59
クロルフェニラミンマレイン酸塩（d体）	58

け

ケイツー	76
ケイテン	84
ケタミン塩酸塩	80
ケタラール	80
ケトチフェン（フマル酸塩）	59
ケフラール	83
ケベラS	60
ゲムシタビン（塩酸塩）	96
ゲムツズマブオゾガマイシン	98
ゲンタシン	86
ゲンタマイシン硫酸塩	86

こ

コアテック	54
コカール	46
コスメゲン	97
コトブロール	67
コハクサニン	73

さ

サーファクテン	67

薬剤索引

ザイザル	59
サイモグロブリン	100
サクコルチン	74
サクシゾン	73
ザジテン	59
ザナミビル水和物	94
サビスミンSR	47
サラザック配合	46
サルタノールインヘラー	62
サルブタモール硫酸塩	62
サルメテロールキシナホ酸塩	63
サワシリン	81
サンディミュン	99

し

ジアゼパム	49
シーヌン	90
ジェムザール	96
シクロスポリン	99
ジクロフェナクNa	47
ジクロフェナクナトリウム、SR	47
シクロホスファミド	95
ジゴキシン	53
ジゴシン	53
シスダイン	66
シスプラチン	98
ジスロマック	88
シタラビン	96
シナジス	93
ジフェンヒドラミン塩酸塩	58
ジフルカン	92
シプロヘプタジン塩酸塩	58
重曹	79
シングレア	60
シンメトレル	94

す

水溶性ハイドロコートン	73

水溶性プレドニン	73
ステリ・ネブ クロモリン	59
スナイリン	69
スピロノラクトン	56
スプリセル	98
スルタミシリントシル酸塩水和物	82
スルタムジン	82
スルバクシン	82
スルバクタムナトリウム・セフォペラゾンナトリウム	84
スルバシリン	82
スルファメトキサゾール・トリメトプリム	91
スルペラゾン	84
スロービッド	64

せ

セファクロル	83
セファゾリンNa	83
セファゾリンナトリウム	83
セファピコール	83
セファメジンα	83
セフィーナ	84
セフィキシム	84
セフォセフ	84
セフォタキシムナトリウム	84
セフォタックス	84
セフォチアム（塩酸塩）	83
セフォン	84
セフカペンピボキシル塩酸塩（水和物）	85
セフジトレンピボキシル	85
セフジニル	85
セフスパン	84
セフゾン	85
セフタジジム（水和物）	84
セフテラムピボキシル	84
セフトリアキソンNa	84
セフトリアキソンナトリウム（水和物）	84
セフニール	85
セフピロム硫酸塩	84

セフポドキシムプロキセチル	85
セフメタゾール Na	83
セフメタゾールナトリウム	83
セフメタゾン	83
セフロキサジン水和物	83
セフロニック	84
セラピナ配合	46
セルシン	49
セルセプト	100
セレスターナ	74
セレスタミン	74
セレニカ	51
セレベント	63

そ

ゾシン	82
ゾビラックス	93
ゾフラン	72
ゾフルーザ	94
ソリタ -T1号、3号	80
ソル・コーテフ	73
ソル・メドロール	74
ソル・メルコート	74
ソルコート	74
ソルデム 1、3A	80

た

ダイアップ	49
ダイオリール	67
耐性乳酸菌	71
ダイフェン	91
ダウノマイシン	97
ダウノルビシン塩酸塩	97
ダカルバジン	95
タキソール	96
タキソテール	96
タクロリムス(水和物)	100
タゴシッド	87

ダサチニブ水和物	98
タシグナ	98
タジン	78
タゾバクタム・ピペラシリン水和物	82
タゾピペ	82
タミフル	94
ダラシン、S	89
タリビッド	90
炭酸水素 Na 静注	79
炭酸水素ナトリウム	79
タンソニン	79
タンナルビン	70
タンニン酸アルブミン	70
タンボコール	55

ち

チエクール	86
チエナム	86
チエペネム	86
チオペンタールナトリウム	51
チペピジンヒベンズ酸塩	65
チャルドール	69
チルミン	64

つ

ツルドパミ	53
ツロブテロール(塩酸塩)	62

て

テイコプラニン	87
テオカルヂン	64
テオドール	64
テオフィリン	64
テオロング	64
デカドロン	74
デキサート	74
デキサメタゾンリン酸エステルナトリウム	74
デキストファン	65

薬剤索引

115

デキストロメトルファン臭化水素酸塩（水和物）	65
テツクール	77
デパケン	51
テモゾロミド	95
テモダール	95
テラルビシン	97
テルバンス	64
テルペラン	68
テレミンソフト	69
天然ケイ酸アルミニウム	70

と

トーワチーム配合	46
トキオ	83
トキクロル	83
ドキシル	97
ドキソルビシン塩酸塩	97
トスフロキサシントシル酸塩（水和物）	90
ドセタキセル水和物	96
ドパミン（塩酸塩）	53
ドブタミン	53
ドブタミン塩酸塩	53
ドブトレックス	53
ドブポン	53
トブラシン	86
トブラマイシン	86
ドポテシン	97
ドミニン	53
トミロン	84
トヨファロール	76
トラネキサム酸	78
トランサミン	78
トリクロホスナトリウム	48
トリクロリール	48
ドルミカム	48
トレチノイン	99
ドンペリドン	68

な

ナウゼリン	68
ナタジール	93
ナボール	47
ナルトグラスチム	78

に

ニチファーゲン	60
ニロチニブ塩酸塩水和物	98

ね

ネオーラル	99
ネオファーゲン	60
ネオフィリン	64
ネオマレルミン	58
ネララビン	96

の

ノイアップ	78
ノイダブル	56
ノイトロジン	78
ノギテカン塩酸塩	98
ノバントロン	98
ノルフロキサシン	90
ノンタス	67

は

ハーフジゴキシン	53
ハイカムチン	98
肺サーファクタント	67
ハイドレア	96
バクシダール	90
バクタ	91
バクトラミン	91
バクフォーゼ	84
パクリタキセル	96
パスティーン	90

パセトシン	81	ヒシファーゲン	60
ハドドリン	68	ピシリバクタ	82
バナン	85	ヒスタブロック	74
パニペネム・ベタミプロン	86	ピスルシン	82
バファリン配合錠 A330	46	ピソルボン	66
バフロキサール	90	ヒダントール	50
ハベカシン	86	ヒドラ	91
バラシクロビル塩酸塩	93	ヒドロキシカルバミド	96
パラセタ	48	ヒドロキシジン	49
パラセタモール	46	ヒドロコルチゾンコハク酸エステルナトリウム	73
パラプラチン	98	ヒドロコルチゾンリン酸エステル Na	73
ハリゾン	92	ヒドロコルチゾンリン酸エステルナトリウム	73
バリビズマブ	93	ピノルビン	97
バルクス	75	ビフィスゲン	71
ハルトマン -G3 号	80	ビフィズス菌	71
バルトレックス	93	ビフビン	93
バルプロ酸 Na	51	ピペラシリン Na	81
バルプロ酸ナトリウム	51	ピペラシリンナトリウム	81
バルミコート	63	ピレチノール	46
バロキサビル マルボキシル	94	ビンクリスチン硫酸塩	96
バンコマイシン塩酸塩	87	ビンデシン硫酸塩	96
バンスポリン	83	ビンブラスチン硫酸塩	96

ひ		ふ	
ピアーレ	72	ファースルー	69
ピーエイ配合錠	46	ファルラックス	93
ビオヂアスミン F-2	71	ファンギゾン	92
ビオフェルミン、R	71	フィルグラスチム、BS	78
ビオラクト	71	フェキソフェナジン塩酸塩	59
ビクシリン	81	フェナシドン	47
ビクシリン S	82	フェニトイン	50
ピクロックス	93	フェネルミン	77
ピコスルファート Na	69	フェノバール	50
ピコスルファートナトリウム(水和物)	69	フェノバルピタール	50
ピコダルム	69	フェロ・グラデュメット	77
ピコーラ	69	フェロステック	77
ビサコジル	69	フェロミア	77
ヒシナルク	80	ブスコパン	52

薬剤索引

117

ブスルファン	95	プロプラノロール塩酸塩	54
ブスルフェクス	95	ブロムヘキシン塩酸塩	66
フソウラクトミン	71	フロモキセフナトリウム	85
ブチルスコポラミン臭化物	52	フロモックス	85

へ

ブデソニド	63
フラゼミシン	87
ブラデスミン	74
ブラミール	68
プランルカスト（水和物）	60
ブリプラチン	98
プリンペラン	68
フルオロウラシル	95
フルコナゾール	92
ブルスマリンA	67
フルタイド	63
フルダラ	96
フルダラビンリン酸エステル	96
フルチカゾンプロピオン酸エステル	63
ブルバトシン	86
フルマリン	85
ブレオ	97
ブレオS	99
ブレオマイシン塩酸塩	97
ブレオマイシン硫酸塩	99
フレカイニド酢酸塩	55
プレディニン	100
プレドニゾロン	73
プレドニゾロンコハク酸エステルNa	73
プレドニゾロンコハク酸エステルナトリウム	73
プレドニン	73
プレドハン	73
プレビネート	79
プロカテロール塩酸塩	63
プロカルバジン塩酸塩	99
プログラフ	100
プロスタンディン	75
フロセミド	56
ブロチノールL、S	54

ヘキサトロン	78
ベクロメタゾンプロピオン酸エステル	63
ベサノイド	99
ベタメタゾン	74
ベタメタゾンリン酸エステルナトリウム	74
ペニシリンGカリウム	81
ベネトリン	62
ペプシド	97
ベラチン	62
ベラパミル塩酸塩	55
ペラミビル水和物	94
ペリアクチン	58
ベンジルペニシリンカリウム	81
ペントシリン	81

ほ

ホグス	46
ホクナリン	62
ホスホマイシンNa	87
ホスホマイシンカルシウム（水和物）	87
ホスホマイシンナトリウム	87
ホスミシン、S	87
ボスミン	53
ポノフェン	67
ポララミン	58
ホリゾン	49
ボルタレン	47
ボルタレンサポ	47
ホルミトール	55
ホロサイルS	87
ポンタール	47

ボンフェナック	47

ま

マーヨン	63
マイロターグ	98
マインベース	88
マゴチフェン	59
マプリン	95
マリキナ配合	46
マンニット T15	79
マンニットール	79

み

ミコフェノール酸モフェチル	100
ミゾリビン	100
ミダゾラム	48
ミトキサントロン塩酸塩	98
ミドドリン塩酸塩	57
ミノサイクリン塩酸塩	87
ミノマイシン	87
ミヤBM	71
ミルラクト	70
ミルリーラ	54
ミルリノン	54

む

ムコサール	67
ムコソルバン	67
ムコソレート	67
ムコダイン	66
ムコブリン	67

め

メイアクト	85
メイロン	79
メジコン	65
メソトレキセート	95
メチルプレドニゾロンコハク酸エステルNa	74

メチルプレドニゾロンコハク酸エステルナトリウム	74
メトクロプラミド	68
メトトレキサート	95
メトリジン	57
メナテトレノン	76
フェナム酸	47
メプチン	63
メルカプトプリン水和物	95
メルファラン	95
メロペネム（水和物）	86
メロペン	86

も

モダケミン	84
モダシン	84
モニラック	72
モベンゾシン	84
モンテルカスト（ナトリウム）	60

ゆ

ユーシオン-S	82
ユエキンキープ	80
ユナシン、-S	82
ユナスピン	82
ユニコン	64
ユニフィル	64
ユピテル	59

よ

溶性ピロリン酸第二鉄	77
ヨービス	69

ら

ラキソベロン	69
酪酸菌	71
ラクツロース	72
ラクトミン	71
ラグノス	72

薬剤索引

ラシックス	56
ラステット	97
ラックビー、R	71
ラニナミビルオクタン酸エステル水和物	94
ラノビ	78
ラノピス	78
ラピアクタ	94
ラボナール	51
ランダ	98

り

リアソフィン	84
リカバリン	78
リズピオン	89
リズミック	57
リツキサン	98
リツキシマブ、BS	98
リドカイン（塩酸塩）	55
リノジェット	59
リノサール	74
リフォロース	72
リプラス1号	80
リプル	75
硫酸アトロピン	52
硫酸鉄	77
リレンザ	94
リンデロン	74

れ

レクトス	47
レスタミン	58
レノグラスチム	78
レベニン	71
レボセチリジン塩酸塩	59
レボフロキサシン（水和物）	90
レミゲン	60

ろ

ロイケリン	95
ロイナーゼ	99
ロートエキス	52
ロセフィン	84
ロペミン	70
ロペラミド塩酸塩	70

わ

ワークミン	76
ワイスタール	84
ワイドシリン	81
ワソラン	55
ワンアルファ	76
ワンタキソテール	96

Memo

Memo

Memo

Memo

Memo

Memo